STARKE SMOOTHIES

Chantal-Fleur Sandjon
Anna Cavelius

STARKE SMOOTHIES

Über 140 Vitamin-Booster zur Unterstützung bei Alltagsbeschwerden

Bassermann

Inhalt

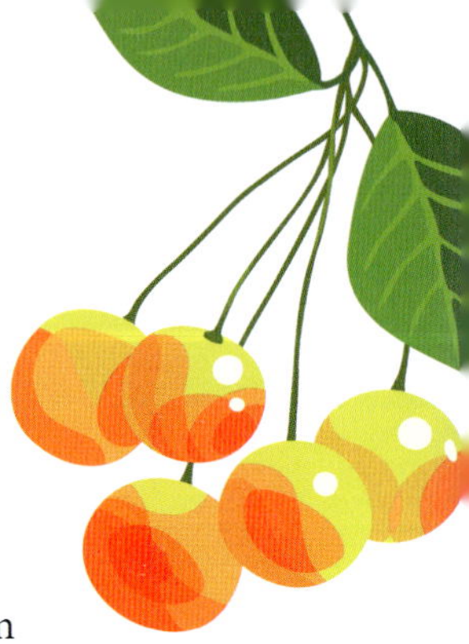

Vorwort

Smoothies – diese leuchtend bunten Drinks liegen heute absolut im Trend. Mich selbst begleiten sie nun schon seit über 10 Jahren. Denn vor gut einem Jahrzehnt zog die Rohkost in mein Leben ein und machte es sich in meiner Küche gemütlich – zum Glück, denn sie brachte völlig neue Geschmackserlebnisse und Zubereitungsmöglichkeiten mit sich. Neben Salaten gibt es bei mir seither täglich gekeimtes Müsli, rohe Energiebällchen, grüne Säfte, Sprossen en masse und Cashewkuchen, der es mit (fast) jedem New York Cheesecake aufnehmen kann. Auch »echten« Smoothies begegnete ich bei dieser Gelegenheit zum ersten Mal – etwas ganz anderes als die überzuckerten Milkshakes, die sonst unter diesem Namen verkauft werden.

Zuerst wurde ich noch schief angeguckt, wenn ich unterwegs meinen selbst gemachten dunkelgrünen Powerdrink hervorholte. Heute gibt es so etwas in den meisten Supermärkten zu kaufen. Dennoch bevorzuge ich noch immer die frischen Nährstoffbomben aus meinem eigenen Mixer. Sie haben mir gezeigt, wie nährend, lecker und einfach eine Ernährung mit voller Pflanzenkraft sein kann.

Was mich anfangs vor allem aufgrund der schnellen Zubereitung begeisterte, überzeugt mich heute in jeder Hinsicht. Als Ernährungswissenschaftlerin liebe ich an Smoothies, dass sie den Zugang zu gesunder Ernährung erheblich erleichtern und uns ermöglichen, auch bei Zeitmangel und hoher Arbeitsbelastung schnell etwas Gutes für uns zu tun. Als Genussmensch liebe ich es, dass ich mir jeden Tag etwas Neues ins Glas zaubern kann, das vor Geschmack und Nährstoffen nur so strotzt.

Ich genieße natürlich jeden Tag meine geliebten Smoothies. Aber besonders in Phasen von Krankheit oder Genesung greife ich ganz bewusst zu meinen Lieblingsdrinks. Warum? Ganz einfach:

- Smoothies sind leicht verdaulich, also die perfekte Mahlzeit, wenn der Körper für einen Heilungsprozess viel Energie an anderer Stelle benötigt. Das beschleunigt seine Heilung, weil er sich besser auf seine Regeneration, Bekämpfung von Infektionen und Ähnliches konzentrieren kann.

- Smoothies erleichtern meinem Körper die Verdauung. Rohen Grünkohl & Co. zerkleinert der Mixer viel besser, als ich es selbst bei langem, gründlichem Kauen jemals schaffen könnte. Dieses Verflüssigen macht das Maximum an Nährstoffen zugänglich, sodass der Körper die Vitalstoffe optimal aufnehmen kann. Und das bedeutet einen Zugewinn an heilender, entzündungshemmender, antibakterieller oder auch immunstärkender Wirkkraft.
- Smoothies verhindern, dass ich meinen Körper mit all dem belaste, was er vor allem in harten Zeiten nicht gebrauchen kann. Raffinierter Zucker, Auszugsmehle und künstliche Zusatzstoffe rauben ihm oft mehr Energie, als sie mit sich bringen. Weil ich meine Smoothies selbst mixe, weiß ich: In ihnen steckt nur, was mir guttut und schmeckt – Mutter Natur sei Dank!

Durch die naturbelassenen pflanzlichen Zutaten der Smoothies versorgen auch Sie Ihren Körper mit Substanzen, die seine Selbstheilung unterstützen. So übernehmen Sie Verantwortung für Ihr Wohlbefinden und Ihre Gesundheit. Und bestimmt zeigen sich bald die ersten Erfolge: Die Erkältung verschwindet ganz ohne Mittelchen aus der Apotheke, die Haut wird von selbst straffer und reiner, Ihre Ernährung unterstützt die Behandlung von innerer Unruhe oder Angstzuständen, statt sie zu blockieren … All das wird Ihnen neuen Mut und neues Vertrauen geben – in die Heilkräfte der Natur, aber auch in sich selbst und das Selbstheilungspotenzial Ihres Körpers.

Auf diesen Weg zu mehr Vertrauen möchte ich Sie mit diesem Buch einladen. Lassen auch Sie es sich gut gehen, indem Sie sich etwas Gutes ins Glas füllen.

Eine heilsame Zeit wünscht Ihnen

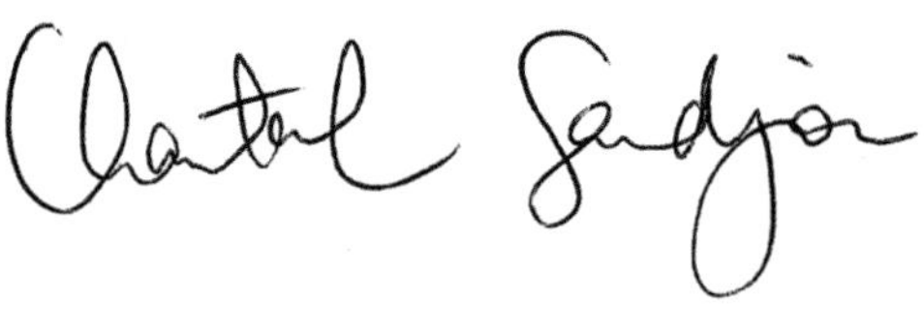

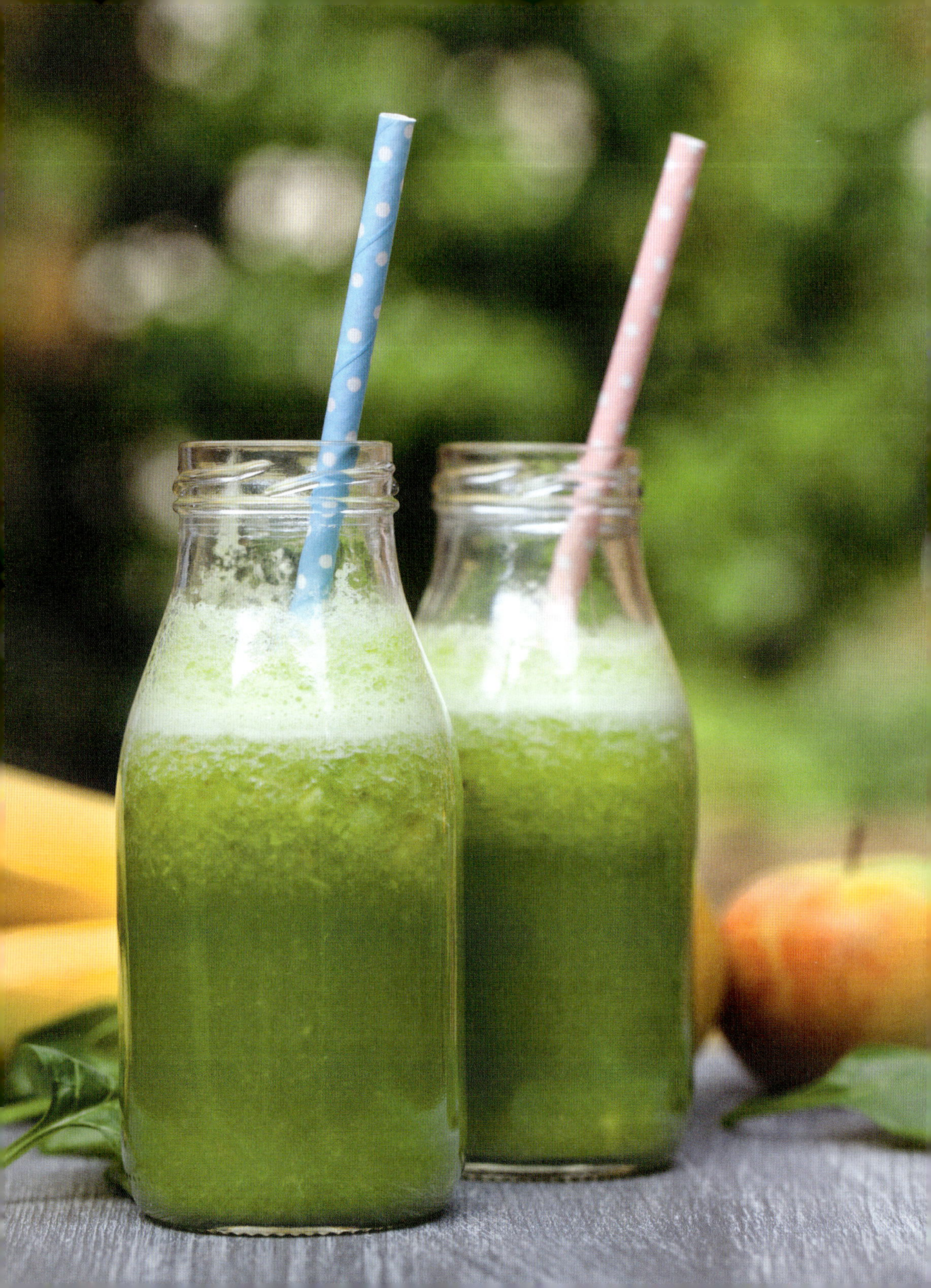

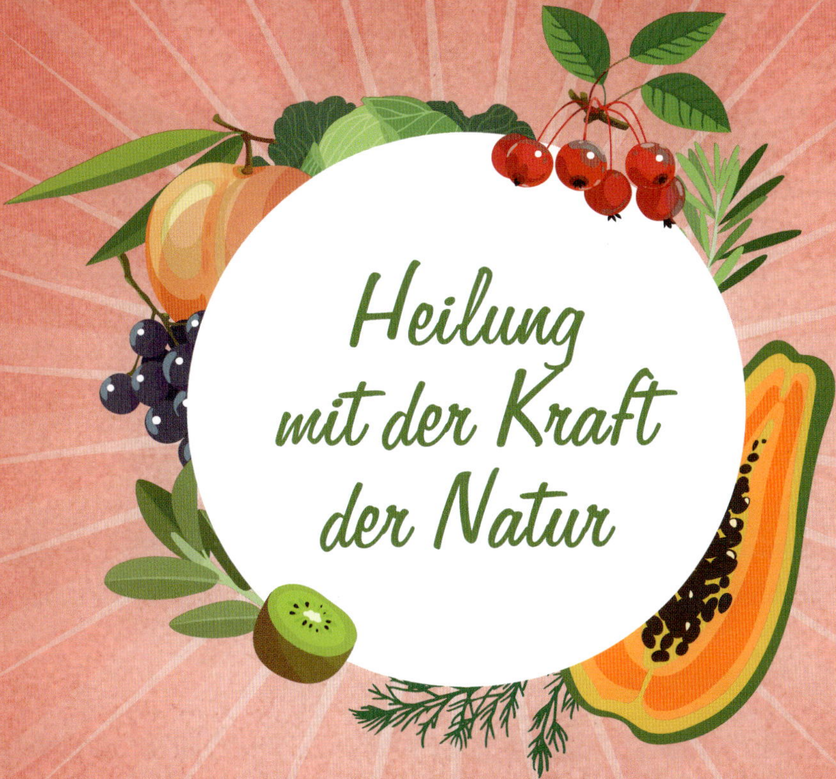

Heilung mit der Kraft der Natur

Sie nährt, stärkt und heilt uns: Mutter Natur.
Sie heilt ganzheitlich und oft viel intensiver und dauerhafter als Pillen, Tropfen und Tabletten. Dabei ist sie so sanft zu Körper und Seele, wie nur sie allein es kann.

Natürlich gesünder: So heilen Sie sich selbst

Die Selbstheilungskräfte unseres Körpers nehmen wir als selbstverständlich hin – bis sie irgendwann gestört werden oder nicht mehr ausreichen, um unsere Gesundheit aufrechtzuerhalten oder eine Krankheit zu überwinden. Was unser Körper laufend alles für uns leistet und wie sehr diese Leistung unser Wohlbefinden bedingt, wird uns eigentlich nur bewusst, wenn wir krank sind.

Zum Glück können wir in solchen Situationen nicht nur auf Medikamente aus der Apotheke setzen, deren Anwendung oftmals mit unerwünschten Nebenwirkungen einhergeht, sondern auch auf das, was uns pflanzliche Heilnahrung in Form von Rohkost, Säften und Smoothies, Heil- und Wildkräutern bietet: eine liebevolle Unterstützung des Körpers dabei, sich selbst zu heilen.

Keine Heilung ohne Selbstheilung

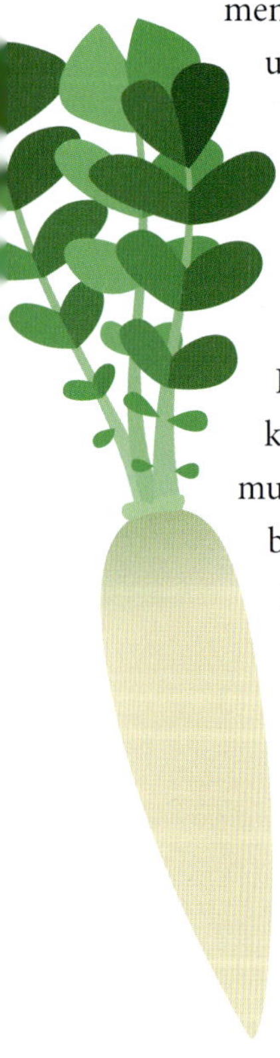

Wunden verheilen, und gebrochene Knochen wachsen fast wie von selbst zusammen. Die fortwährende Selbstreparatur ist eigentlich ein Wunder. Erst wenn man unter dem Mikroskop genauer hinschaut, offenbart sich, was für Kräfte der Körper für diese Heilung mobilisieren muss und was für komplexe Prozesse dahinterstecken.

Schon ein kleiner Schnitt in den Finger, etwa beim Gemüseschneiden, bewirkt das Eindringen von Bakterien, die unser inneres Gewebe besetzen. Auch werden dabei nährstofftransportierende Kanäle beschädigt und Körperzellen zerstört. Der Körper muss sich nun reparieren und regenerieren, kurz: heilen, während er gleichzeitig seine Vitalfunktionen aufrechterhalten muss. Unser Körper leistet tagtäglich Großes, meist ohne dass wir es überhaupt bemerken. Das Immunsystem vernichtet zum Beispiel konstant körperfremde Zellen und entsorgt entartetes Gewebe.

Selbstheilung müssen wir nicht erlernen, sondern unser Körper arbeitet fortwährend daran, und wir können ihn dabei durch unsere Lebensweise und Ernährung entweder unterstützen oder behindern. Die Medizin spielt dabei nur die Rolle eines Katalysators; die Heilung selbst ist und bleibt Aufgabe unseres Organismus selbst. Wir tragen schon deshalb mehr Verantwortung für unser persönliches Wohlergehen, als uns die Werbung der Pharmaindustrie und auch die Schulmedizin zusprechen.

In Eigenverantwortung die Selbstheilung stärken

Einige Faktoren für die Entwicklung von Krankheiten wie zum Beispiel genetische Veranlagung oder industrielle Luftverschmutzung können wir gar nicht oder nicht direkt beeinflussen. Doch wesentliche Bausteine für ein gesundes Leben liegen durchaus in unseren Händen: viel körperliche Bewegung, gesunde und ausgewogene Kost, genügend Schlaf, möglichst wenig Stress. Gerade unsere Ernährungsgewohnheiten spielen eine wesentliche Rolle, denn Essen und Trinken sind die Grundlage der Nährstoffaufnahme und Energiezufuhr. Durch die Ernährungsweise haben wir direkten Einfluss auf unseren Gesundheitszustand und können ein stärker eigenverantwortliches Leben führen, das die Selbstheilung nebenher fördert.

Pflanzenkost und Gesundheit

Wenn wir in diesem Buch über pflanzliche Ernährung sprechen, legen wir Wert auf zwei Aspekte: zum einen vegane Lebensmittel und damit den möglichst weitgehenden Verzicht auf tierische Produkte, zum anderen eine möglichst naturbelassene Kost mit Zutaten, die nicht oder nur minimal industriell verarbeitet sind und im Idealfall ganz frisch und roh auf dem Teller oder im Glas landen.

Veganismus kann man nicht per se mit gesunder Ernährung gleichsetzen. Veganes Junk- und Fast Food ist zwar schonender für die Nutztiere und die Natur als Chicken-Nuggets oder ein Burger mit Rinderhack, nicht aber unbedingt für unseren Körper, da veganes Junkfood oft noch stärker verarbeitet ist als die übliche konventionelle Industrienahrung. Heilende Pflanzenkost setzt natürliche und vollwertige Lebensmittel voraus, fernab von veganen Junk-Alternativen und Industrieprodukten.

Gute Gründe für Pflanzenkost

Vieles spricht dafür, den Schwerpunkt der Ernährung auf pflanzliche Lebensmittel zu legen. Neben ökologischen und ethischen Gründen bietet eine naturbelassene vegane Ernährung auch gesundheitlich entscheidende Vorteile.

Beim Verzehr natürlicher Nahrungsmittel – frisches Obst und Gemüse, Wildkräuter, Hülsenfrüchte, Sprossen, Nüsse und Samen – nehmen wir automatisch weniger an belastenden Zusatzstoffen, künstlichen Farbstoffen und Geschmacksverstärkern auf. Auch der Konsum von weißem Mehl, Haushaltszucker und anderen Zutaten, die dem Verdauungssystem und dem ganzen Körper primär Stress verursachen, wird drastisch reduziert. Zugleich bietet eine solche Ernährung überdurchschnittliche

Mengen an Vitalstoffen wie Mineralien, Vitaminen und Enzymen. Diese Kombination kommt uns in Zeiten der Rekonvaleszenz besonders zugute, denn wir ersetzen heilungshemmende Nahrung durch heilungsfördernde Vitalkost, die der Körper zum reibungslosen Funktionieren benötigt.

Industriekost und schwer verdauliche tierische Lebensmittel bedeuten sehr viel Arbeit für Magen und Darm. Dafür wird Energie verbraucht, die der Körper in Zeiten von Krankheit dringend andernorts benötigt. Zugleich beeinträchtigen diese konventionellen Produkte die Darmgesundheit und wirken einer intakten Darmflora und damit auch einer gesunden Verdauung entgegen. Daneben ist etwa raffinierter Zucker ein wahrer Mineralienräuber, der unsere Heilung blockiert, statt sie zu fördern.

Ein weiterer Aspekt, der für viel natürliche Pflanzenkost spricht: Nur sie enthält die wichtigen sekundären Pflanzenstoffe, welche die Pflanzen zu ihrem Schutz oder als Lockmittel produzieren. Viele von ihnen geben Obst und Gemüse nicht nur ihre charakteristische Färbung und ihren Geschmack, sie besitzen auch präventive und heilende Wirkung für unseren Körper. Die in Ingwer enthaltenen Stoffe Gingerol und Shogaol wirken zum Beispiel entzündungshemmend und antibakteriell, Anthocyane aus Beeren und Granatäpfeln schützen und regenerieren unsere Zellen, Lycopin aus Tomaten oder Wassermelone beugt Krebs vor und senkt den »bösen« LDL-Cholesterinspiegel … Gerade bei Erkrankungen sind diese Substanzen unabdingbar.

Oft liegt die Ursache für Unwohlsein oder Beschwerden auf der Ebene der Zellen. Denn sind diese nicht im Gleichgewicht, können wichtige physiologische Prozesse nicht glatt ablaufen und ineinandergreifen. Besondere Bedeutung hat der pH-Wert des Bluts. Er schwankt im Laufe des Tages, sollte aber im Durchschnitt auf der Skala von 1 (sehr sauer) bis 14 (sehr basisch) bei 7,4 liegen. Der Sollwert liegt leicht im basischen Bereich. Die moderne Lebensweise führt jedoch oft zu Übersäuerung: Stress, Bewegungsmangel, zu wenig frische Luft und Sonne, zu viel Industriekost: All dies senkt den pH-Wert in Richtung sauer. Die Folgen sind erhöhte Krankheitsanfälligkeit, chronische Müdigkeit sowie Antriebslosigkeit. Naturbelassene Pflanzenkost ist eines der besten Mittel für einen gesunden Säure-Basen-Haushalt, denn vor allem frisches Gemüse und Blattgrün, aber auch Sprossen und Obst wirken basisch.

Der Säure-Basen-Haushalt ist ein wichtiges Argument für die pflanzliche Ernährung, denn sie lässt wesentliche Säurebildner entfallen, darunter Fleisch, Fisch, Milchprodukte und Eier. Basische Ernährung müssen Sie sich nicht extra angewöhnen, denn sie ergibt sich bei naturbelassener Pflanzenkost ganz nebenbei.

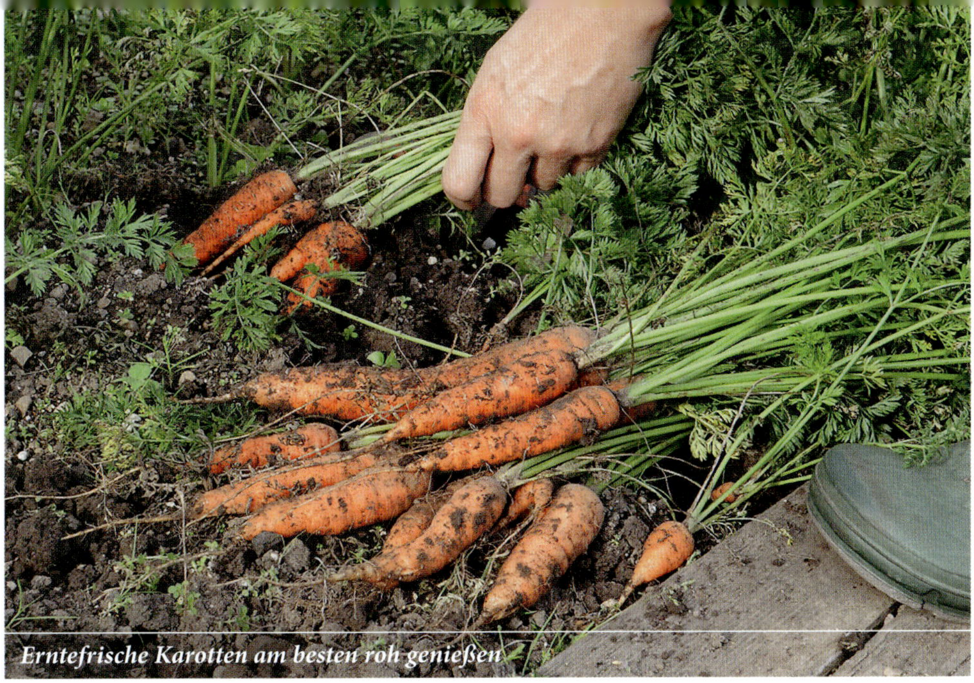

Erntefrische Karotten am besten roh genießen

Das Vitalstoffpotenzial von Rohkost und Smoothies

Von Rohkost bei körperlichen Beschwerden und Krankheiten wird oft abgeraten. Natürlich verlangt das jeweilige Krankheitsbild eine individuell optimierte Ernährung; ein pauschales Rohkostverbot ist jedoch unangebracht. Wird von faserstoffreicher Kost wegen der dafür notwendigen vermehrten Verdauungsarbeit abgeraten, sind Smoothies die ideale Lösung, denn sie entlasten den Körper in puncto Verdauung entscheidend. Schwer verdauliches Gemüse mit harter Zellstruktur wie etwa Kohl können Sie für Rohkostsalate etwa drei Stunden vor dem Verzehr in Öl, Essig und Salz marinieren. Anschließend ist es sehr viel weicher und damit leichter zu verdauen.

Was für Rohkost bei der Heilung spricht

1. Mehr Vitamine

Auch wenn wir sie nur in geringen Mengen benötigen, sind Vitamine unabdingbar für die Gesundheit unseres Organismus. Von der Wundheilung über die Blutbildung bis hin zu vielen Stoffwechselprozessen und der Aufnahme von Nährstoffen sind Vitamine für eine ganze Reihe körperlicher Abläufe essenziell. Leider gehen sie bei der Verarbeitung der Lebensmittel zum großen Teil verloren: Wasserlösliche Vitamine wie das Allheilmittel Vitamin C werden durch langes Kochen ausgeschwemmt und durch Konservierung weitgehend zerstört. Die Pasteurisierung zunächst hochwertiger Obst- und Gemüsesäfte verringert den Vitamingehalt um bis zu 50 Prozent. Mit Rohkost und Smoothies konsumieren Sie pflanzliche Lebensmittel in ihrer natürlichen Form – und damit eine Vielzahl von Vitaminen ohne hitzebedingte Verluste.

2. Mehr sekundäre Pflanzenstoffe

Sekundäre Pflanzenstoffe sind in der Regel sehr hitzeempfindlich. Pflanzliche Rohkost versorgt uns daher am besten damit. Außerdem entfalten sie nur im Zusammenspiel mit den anderen Pflanzenbestandteilen ihre volle Wirkung. Die Ernährungswissenschaft kennt mehr als 10 000 sekundäre Pflanzenstoffe, die für Geruch und Färbung von Pflanzenteilen und Früchten verantwortlich sind und unsere Gesundheit fördern.

3. Mehr Enzyme

Kein körperlicher Prozess kommt ohne Enzyme aus. Entsprechend wichtig ist die Aufnahme von Nahrungsenzymen mit dem Essen, denn sie unterstützen die körpereigenen Verdauungsenzyme bei der Arbeit. Nahrungsenzyme sind ebenfalls sehr hitzeempfindlich und werden schon bei Temperaturen ab etwa 47 Grad zerstört.

Wenig Rohkost zu konsumieren bedeutet daher auch eine zu geringe Aufnahme von Enzymen. Die Folge: Der Körper zieht Energie von anderen Stoffwechselprozessen ab, um mehr Verdauungsenzyme zu produzieren. Während der Genesung kann dies den Heilungsprozess verzögern und uns anfälliger für andere Krankheiten machen. Mit Rohkost in Form von Salaten und Smoothies vermeidet man den Mangel an Enzymen auf einfache und natürliche Weise.

4. Mehr Ballaststoffe

Obwohl man als »Ballast« gewöhnlich eine überflüssige Belastung bezeichnet, haben diese pflanzlichen Faserstoffe ganz im Gegenteil eine äußerst nützliche Wirkung auf den Körper. Sie werden nicht verdaut, sondern fördern die Verdauung. Außerdem wirkt zum Beispiel Inulin als Präbiotikum und begünstigt eine gute Darmflora, weil es den gesundheitsförderlichen Bakterien als Nahrung dient. Es ist vor allem in Chicorée, Topinambur, Artischocken, Porree und Zwiebeln enthalten. Zusätzlich senken die enthaltenen Ballaststoffe den Blutzuckerspiegel und sättigen uns für einen längeren Zeitraum. Da wir verstärkt frisches Obst und Gemüse, Nüsse, Samen sowie Sprossen konsumieren, nehmen wir mit Rohkost besonders große Mengen Ballaststoffe auf.

5. Weniger Schadstoffe

Rohkost lebt vom unverfälschten Geschmack frischer Pflanzennahrung, allem voran von Obst und Gemüse. Rohkost kommt daher ganz ohne Geschmacksverstärker, Sahne, weißen Zucker und weißes Mehl aus. Auch dies spricht für Rohkost in Zeiten, in denen der Körper viel Energie zur Regenerierung benötigt. Automatisch verzichten wir bei Rohkost auf Inhaltsstoffe, die den Körper unnötig blockieren und belasten.

Grün, Grün, Grün: Chlorophyll und seine Gesundheitswirkungen

Es ist weit mehr als nur ein Pflanzenfarbstoff, Chlorophyll ist eine Grundlage des Lebens auf der Erde. Dieses Pigment ermöglicht den Prozess der Fotosynthese, der die Kraft der Sonne in nährende Energie umwandelt. So stellen die Pflanzen Kohlenhydrate her, wachsen und gedeihen, versorgen uns mit Sauerstoff und bilden die erste Stufe der Nahrungskette, auf die alle Lebewesen angewiesen sind. Chlorophyll wird auch als »grünes Pflanzenblut« bezeichnet, denn es ähnelt auf molekularer Ebene und von seinen Funktionen her dem Hämoglobin im menschlichen Blut.

Als Bestandteil unserer Ernährung hat Chlorophyll eine ganze Fülle positiver gesundheitlicher Eigenschaften. Bei Krankheit und Genesung unterstützt es unsere Selbstheilung entscheidend.

Basische Wirkung: Die bei sehr vielen Menschen gegebene Übersäuerung des Körpers kann sich in Form von Müdigkeit, Energielosigkeit und geringer Stressresistenz sowie in einem geschwächten Immunsystem bemerkbar machen. Sie macht uns allgemein anfälliger für Krankheiten aller Art, weshalb eine basische Ernährung zusätzlich präventiv wirkt. Als natürlicher Basenbildner ist grünes Blattgemüse dafür perfekt geeignet.

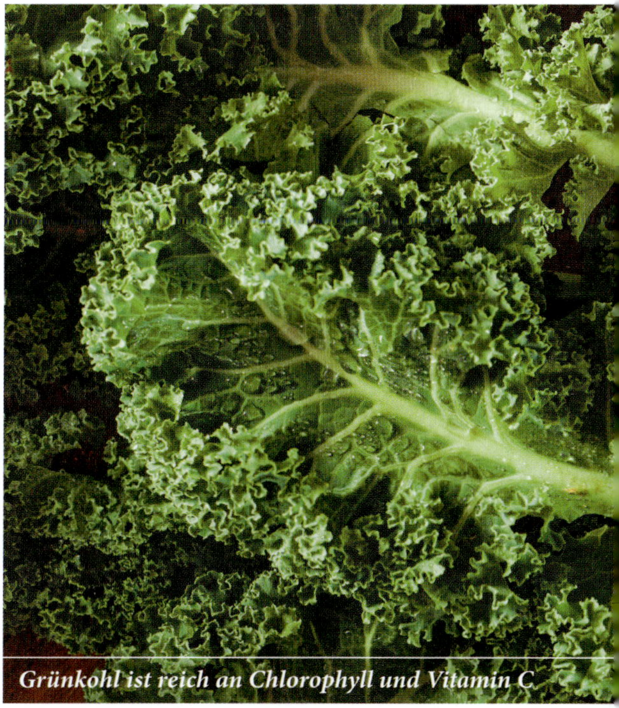

Grünkohl ist reich an Chlorophyll und Vitamin C

Zellregeneration: Chlorophyll hilft gegen Blutkrankheiten und Blutarmut. Indem es die Produktion der roten Blutkörperchen fördert, trägt es wesentlich zur Zellregeneration und zum Sauerstofftransport bei. Wenn unsere Zellen mit mehr Sauerstoff versorgt werden, nehmen sie die Nährstoffe aus dem Blut besser auf, verarbeiten diese effizienter und können daher ihre jeweiligen Funktionen besser erfüllen. All dies sind Voraussetzungen für den Vorgang der Genesung.

Förderung aerober Darmbakterien: Das sauerstoffreiche Milieu, das Chlorophyll im Darm schafft, bildet einen idealen Nährboden für aerobe Bakterien, unsere nützlichen Darmbewohner, während es zugleich die Vermehrung schädlicher Bakterien hemmt. Chlorophyll fördert also den Aufbau und die Erhaltung einer gesunden Darmflora. Gute Verdauung, effiziente Nährstoffaufnahme sowie vollständige Ausscheidung von Abfallprodukten sind die nützlichen Effekte.

Entgiftung: Unter anderem besitzt das grüne Pigment eine erstaunliche Wirkung auf die Lungen. Es schützt sie nicht nur vor schädlichen Umwelteinflüssen, es neutralisiert diese sogar zu einem gewissen Grad. Daneben unterstützt es die Entgiftungs- und Ausscheidungsorgane und reinigt unser Blut. Indem es den Körper von Schadstoffen befreit, erleichtert es ihm die Heilung und fördert die allgemeine Gesundheit.

So helfen Smoothies bei der Heilung

Ein Einwand von Kritikern der Rohkost gegen die gesundheitliche Wirkung von Smoothies ist, dass der Körper bestimmte Vitamine wie etwa Provitamin A nach dem Erhitzen von Lebensmitteln leichter aufnehmen kann. Diese Nährstoffe sind so fest mit den harten Pflanzenzellen verbunden, dass wir sie nur nach dem Garen gut herauslösen können – ein Argument für das Kochen.

Aber es gibt eine andere Lösung: den Smoothie. Mit ihm können wir das Maximum an Vitalstoffen aus den Lebensmitteln herausholen, ohne einen Großteil davon durch die Verarbeitung zu verlieren. Auch das Mixen bricht die starren Zellulosewände der Pflanzenzellen auf, sodass der Körper all die heilenden und kraftspendenden Nährstoffe daraus leicht aufnehmen kann. Zugleich macht es das rohe Obst und Gemüse leichter verdaulich. Und all das geschieht ohne jeglichen Verlust von Enzymen, sekundären Pflanzenstoffen oder Vitaminen!

Was noch für Healing Smoothies spricht

Schnelle und einfache Zubereitung: Das Obstschnippeln, Mixen und Abspülen für einen oder mehrere Smoothies dauert brutto selten länger als fünfzehn Minuten – ein großer Vorteil, wenn Sie sich unwohl oder krank fühlen und wenig Energie für die Verrichtungen des Alltags haben.

Für jeden geeignet: Dank ihrer Wandlungsfähigkeit sind Smoothies für praktisch jede Altersgruppe und alle Rahmenbedingungen geeignet. Kleinkinder genießen sie und profitieren von ihnen genauso wie ältere Menschen.

Vitalstoffe ersetzen leere Kalorien: Healing Smoothies benötigen keine »Füllstoffe« wie Weißmehl oder Zucker, die zwar gut schmecken, Ihre Heilung aber nicht fördern. Stattdessen stecken sie voller natürlicher Nährstoffe, die Ihre Gesundheit fördern und Ihr Wohlbefinden steigern.

Neue Gelüste: Wenn Sie Ihren Körper Tag für Tag mit allen Vitalstoffen versorgen, die er zur Heilung und Gesunderhaltung wirklich benötigt, verliert er allmählich seine Lust auf ungesunde Lebensmittel. Der Heißhunger nach Süßem oder Frittiertem weicht einer neuen Freude an Vitalkost.

Neue Geschmackswelten: Smoothies laden zum Experimentieren in der Küche ein. Bitterer Löwenzahn, aromatisches Basilikum, milder Fenchel, süße Birnen, die ganze Welt der Aromen und Gewürze … Immer neue Kombinationen beugen möglicher Monotonie vor und gewährleisten eine optimale Vitalstoffversorgung.

Bessere Verdauung: Anders als alle Arten von Säften enthalten Smoothies sämtliche festen Bestandteile von Obst und Gemüse. Daher nehmen wir auch alle Ballaststoffe daraus zu uns. Diese fördern unsere Verdauung und bringen die Darmflora ins Gleichgewicht.

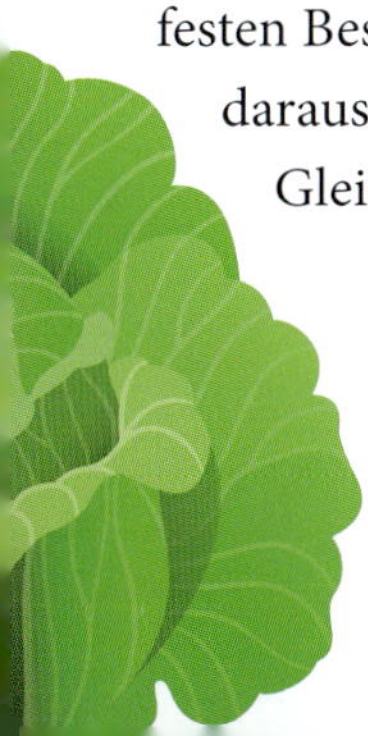

Grüne Vitalität zum Trinken

Indem wir extra viel grünes Blattgemüse verzehren, können wir uns die ganze Vitalkraft von Chlorophyll zu eigen machen. Dafür prädestiniert sind grüne Smoothies. Einen wesentlichen Teil der Verdauungsarbeit nimmt uns der Mixer ab, indem er die harten Zellwände der Pflanzen aufbricht. So stehen die Nährstoffe dem Körper schnell zur Verfügung.

Gerade wenn es der Darmflora aufgrund von Krankheit, Fehlernährung oder Medikamenten wie Antibiotika an aeroben Bakterien mangelt, wird auf diese Weise die Aufnahme von Nährstoffen aus dem Darm in die Zellen verbessert.

Darüber hinaus konsumieren wir in grünen Smoothies eine Menge grünes Blattgemüse in roher Form. Die natürliche Süße von Obst gleicht selbst Zutaten wie Löwenzahn, die ebenso bitter wie vitalstoffreich sind, geschmacklich aus. Das erleichtert Menschen, die bisher nur wenig Grünes zu sich genommen haben, den Einstieg in die gesunde Grünkostwelt.

Salate und grünes Gemüse runden die Ernährung mit Smoothies während der Heilung ab. Beides drosselt nebenbei die Zufuhr von Nahrungsmitteln wie weißem Zucker und Junkfood, die die Genesung hemmen. Je mehr gesunde natürliche Lebensmittel Sie essen, desto weniger Platz lassen Ihr Bauch und Ihr Speiseplan der heilungsschädlichen Industrienahrung.

TIPP BLATTGRÜN FÜR EINSTEIGER

Um sich allmählich an den Geschmack von grünem Blattgemüse zu gewöhnen, können Sie anfangs die Menge davon gering halten. Halbieren Sie zuerst die im Rezept angegebene Menge an grünem Blattwerk und machen Sie sich, um dies auszugleichen, häufiger einen kleinen grünen Smoothie. Und wählen Sie die Zutaten geschickt aus: Spinat, Grünkohl und Feldsalat sind weniger stark herauszuschmecken als bittere Sorten. Steigern Sie jedoch allmählich die Menge an Blattgemüse. Ihre Heilernährung profitiert vom Maximum der darin enthaltenen Vitalstoffe.

Grüne Säfte ergänzen das Smoothiesprogramm

Wenn Sie die reinigende und heilende Wirkung von Chlorophyll über Smoothies, Salate und Gemüsemahlzeiten hinaus mit Getränken nutzen möchten, empfehlen sich grüne Säfte. Dafür entsaften Sie grünes Blattgemüse ohne oder mit wenig Obst und konsumieren den Saft am besten direkt. Solche Säfte sind geschmacklich sehr intensiv und besitzen geballte Vitalkraft. An Geschmack und Wirkung muss man sich allmählich gewöhnen. Ein Glas frischer grüner Saft täglich stellt jedoch eine gute Ergänzung des Smoothie-Programms dar. Für grüne Säfte können Sie auch sogenanntes Unkraut und Abfallgrün verwenden, also alles, was in Hülle und Fülle vorhanden ist. Entsaften Sie zum Beispiel etwa 300 Gramm Brennnesseln oder Giersch, Karotten- oder Kohlrabigrün zusammen mit einem Apfel oder einer Birne. Fügen Sie ein paar Tropfen Öl hinzu und trinken Sie den Saft sofort, um möglichst viele Vitalstoffe aufzunehmen.

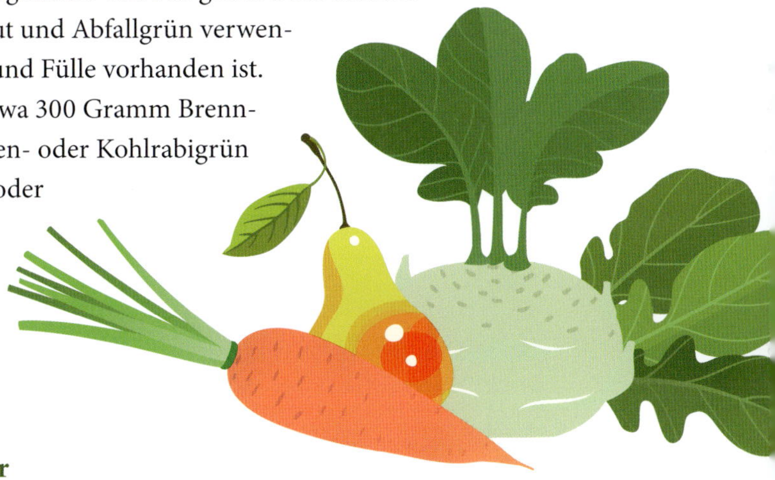

Grüne Säfte aus dem Mixer

Der große Faseranteil von grünem Blattgemüse überfordert viele Entsafter. Außerdem ist die Reinigung oft zeitaufwendig. Wenn Sie den Saft für den sofortigen Verzehr herstellen, sind Oxidation und Nährstoffverluste ausgeschlossen. Sie können den Saft direkt im Mixer machen und brauchen gar kein weiteres Küchengerät. Schnell und effizient: 2 bis 3 Handvoll grünes Blattgemüse waschen, klein schneiden und in den Mixer geben. Etwa 100 Milliliter Wasser hinzufügen und alles auf hoher Geschwindigkeit mixen. Verdoppeln Sie die Mixdauer im Vergleich zu Smoothies. Legen Sie dann eine Schüssel mit einem Passiertuch aus und leeren Sie den grünen Mixerinhalt hinein. Drehen Sie das Passiertuch mit den Händen zusammen und pressen Sie so den Saft durch das Tuch in die Schüssel. Die gröberen Fasern bleiben im Tuch zurück.

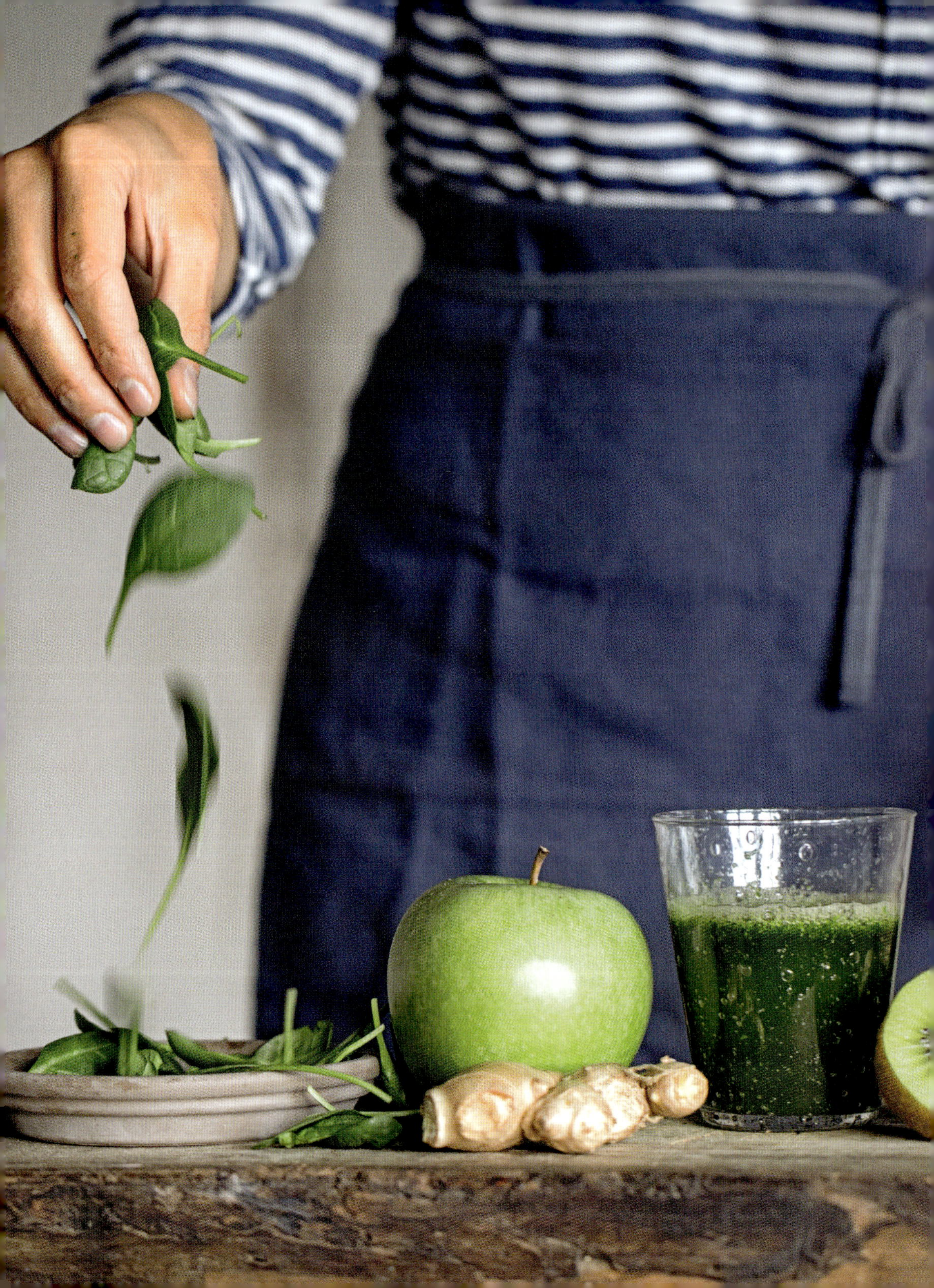

Der Einstieg in die Welt der Smoothies

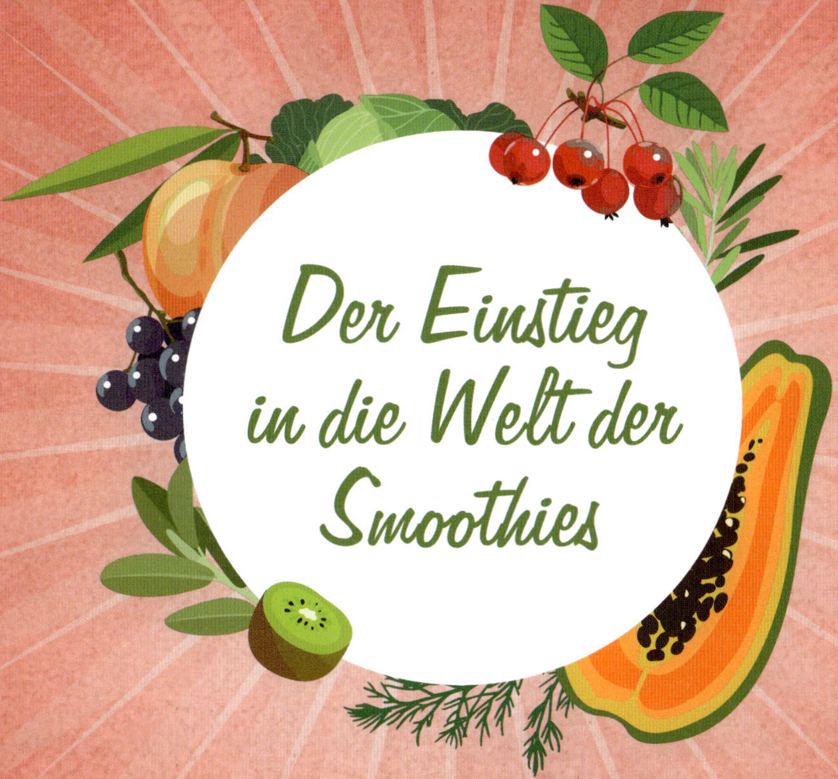

Das Schönste an Smoothies: Sie sind nicht nur kinderleicht herzustellen, sondern mit ein paar Kniffen auch wahre Vitalitätsdrinks. Sie sind einfach zuzubereiten und bieten dennoch das Maximum an Heilkraft. Hier erfahren Sie, wie das geht.

Zutaten wählen: bio, frisch und möglichst saisonal

Healing Smoothies sollten Sie mit Sorgfalt zubereiten. Je höherwertig die Zutaten, desto besser wird die Qualität des Resultats. Gerade wenn Sie Ihren Körper bei der Heilung unterstützen möchten, ist es wichtig, bei Obst und Gemüse auf bester Qualität und Frische zu bestehen.

Gut für Mensch und Natur: Bio-Lebensmittel

Nachhaltig, gentechnikfrei, pestizidarm: Biologisches Obst und Gemüse sind als Basis von Smoothies eine gute Wahl für uns und unsere Umwelt. Neuere Studien belegen eine erhöhte Nährstoffdichte von Bio-Lebensmitteln. So liegt die Antioxidantien-aufnahme aus biologisch angebautem Obst und Gemüse um 20 bis 40 Prozent höher. Zugleich ist die Aufnahme von Schwermetallen wie Kadmium deutlich geringer. Beide Aspekte sprechen gerade im Heilungsprozess für Bio-Lebensmittel.

Mit der Entscheidung für bio gewinnen Sie nicht nur eine bessere Wirkung und oft intensiveren Geschmack der Produkte, sondern setzen Ihre Kaufkraft sinnvoll ein. Sie setzen ein Zeichen für den respektvollen Umgang mit Ressourcen, der Natur und der Gesundheit anderer. Nur ein Beispiel: Der intensive Pestizideinsatz beim konventionellen Bananenanbau führt zu einer erhöhten Leukämie- und Krebsrate bei den Arbeitern. Bio-Lebensmittel sind gelebter Umweltschutz, denn der ökologische Landbau laugt den Boden weniger aus, fördert die Artenvielfalt und Bodenfruchtbarkeit, schützt das Grundwasser und die an der Produktion beteiligten Menschen.

Saisonal und regional

Seine Nahrungsmittel im Rhythmus der Jahreszeiten auszuwählen und sich für Produkte zu entscheiden, die saisonal verfügbar sind, erdet den Körper auf besondere Art und Weise. Während die bunte Früchtevielfalt im Sommer zum Lebensgefühl und der Energie dieser Jahreszeit passt, wünschen wir uns im Winter viel Ruhe und Geborgenheit, haben Lust auf mehr Fette und die heimischen Gemüsesorten.

Ein weiteres Argument für regionale Produkte sind die damit verbundenen kurzen Transportwege. Das führt nicht nur zu weniger Schadstoffemissionen, sondern auch zu einem höheren Nährstoffgehalt. Bis zur Hälfte des Vitamingehalts geht bei Raumtemperatur täglich verloren. Je schneller also Obst und Gemüse vom Feld auf dem Tisch landen, desto mehr heilende und nährende Bestandteile enthält es.

Saisonkalender für Obst

Sorte	Jan.	Feb.	März	April	Mai	Juni	Juli	Aug.	Sept.	Okt.	Nov.	Dez.
Apfel	S	S	S	S	S	–	–	SR	SR	SR	SR	S
Aprikosen	–	–	–	–	–	S	SR	SR	S	–	–	–
Birne	–	–	–	–	–	S	S	SR	SR	SR	S	S
Blaubeeren	–	–	–	–	–	S	SR	SR	S	–	–	–
Brombeeren	–	–	–	–	–	–	SR	SR	SR	–	–	–
Himbeeren	–	–	–	–	–	SR	SR	SR	–	–	–	–
Johannisbeeren	–	–	–	–	–	SR	SR	SR	–	–	–	–
Kirschen	–	–	–	–	–	SR	SR	SR	–	–	–	–
Pfirsich	–	–	–	–	–	S	S	SR	SR	SR	–	–
Nektarine	–	–	–	–	–	S	S	SR	SR	SR	–	–
Pflaumen	–	–	–	–	–	–	SR	SR	SR	S	–	–
Stachelbeeren	–	–	–	–	–	SR	SR	SR	–	–	–	–
Wassermelone	–	–	–	–	–	S	S	S	S	S	–	–
Weintrauben	–	–	–	–	–	–	S	S	S	S	S	–

S: Saisonal verfügbar; SR: Saisonal verfügbar und regional (in Mitteleuropa) angebaut

Saisonkalender für Gemüse

Sorte	Jan.	Feb.	März	April	Mai	Juni	Juli	Aug.	Sept.	Okt.	Nov.	Dez.
Aubergine	–	–	–	–	S	S	SR	SR	SR	SR	–	–
Blumenkohl	–	–	S	S	SR	SR	SR	SR	SR	SR	S	–
Brokkoli	–	–	–	–	–	SR	SR	SR	SR	SR	–	–
Fenchel	–	–	–	–	–	SR	SR	SR	SR	SR	SR	–
Kürbis	S	S	–	–	–	–	SR	SR	SR	SR	SR	S
Mangold	–	–	–	–	SR	SR	SR	SR	SR	SR	–	–
Möhren	S	S	S	S	S	SR	SR	SR	SR	SR	S	S
Paprika	–	–	–	–	–	S	SR	SR	SR	SR	S	–
Rosenkohl	SR	SR	–	–	–	–	–	–	SR	SR	SR	SR
Rote Bete	S	S	S	S	–	–	SR	SR	SR	SR	SR	S
Rotkohl	S	S	S	S	S	SR	SR	SR	SR	SR	SR	S
Spargel	–	–	–	SR	SR	SR	–	–	–	–	–	–
Staudensellerie	S	S	S	–	–	–	SR	SR	SR	SR	S	S
Tomaten	–	–	–	S	S	S	SR	SR	SR	SR	S	–
Weiß-/Spitzkohl	S	–	–	–	SR	SR	–	–	SR	SR	SR	S
Zucchini	–	–	–	–	–	SR	SR	SR	SR	SR	S	–

S: Saisonal verfügbar; SR: Saisonal verfügbar und regional (in Mitteleuropa) angebaut

Kunterbunt, supergesund: die Zutaten der Healing Smoothies

Hochwertige Zutaten machen einen guten Smoothie aus. Kaufen Sie fertige Smoothies, so stecken im angeblichen »Health Drink« oft ungesunde Inhaltsstoffe wie Sahne, weißer Zucker und Fruchtsirup. Bei Healing Smoothies verzichten wir auf all diese Füllstoffe und konzentrieren uns ganz auf die vitalstoffreiche Pflanzennahrung. Im Folgenden finden Sie einen Überblick darüber, welche Zutaten sich für gesunde Smoothies eignen. Aus ihnen kreieren wir die Healing Smoothies. Anhand dieser Liste und des Smoothie-Basisrezepts ab Seite 35 können Sie sich über die Heilungsphase hinaus nähr- und vitalstoffreiche Drinks mixen.

Obst

Nicht nur eine Fülle von Vitaminen und anderen Vitalstoffen liefert Obst für unsere Smoothies, sondern auch ganz natürliche Süße. Für Healing Smoothies werden die Früchte gezielt eingesetzt, um ihre jeweiligen positiven Eigenschaften optimal zu nutzen. Sie stecken voller Ballaststoffe, liefern uns Energie und lassen sich selbst mit den bittersten Wildkräutern zu köstlichen Getränken verarbeiten.

Einheimische Sorten, je nach Saison auch aus regionalem Anbau erhältlich: Apfel, Aprikose, Birne, Brom-, Erd-, Heidel-, Him- und Johannisbeeren, Kirschen, Nektarine, Pfirsich, Pflaumen, Stachelbeeren, Weintrauben
Importierte Früchte: Ananas, Banane, Clementine, Drachenfrucht, Feige, Granatapfel, Grapefruit, Guave, Kaki, Kiwi, Limette, Litschis, Mandarine, Mango, Maracuja, Melone, Orange, Papaya, Physalis, Zitrone

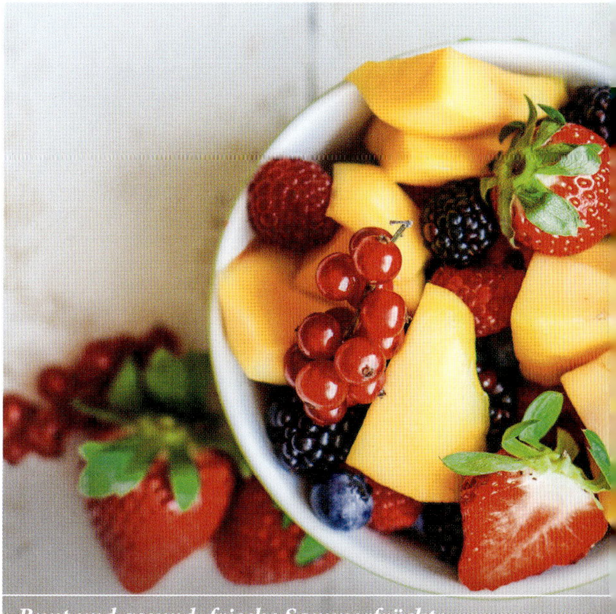

Bunt und gesund: frische Sommerfrüchte

Grünes Blattgemüse

Reich an Chlorophyll und Mineralien, bündelt grünes Blattgemüse die Kraft von Sonne und Erde in unseren Smoothies. Grüne Blätter bringen unseren Körper ins Säure-Basen-Gleichgewicht, stärken das Immunsystem, entgiften und fördern den Heilungsprozess. Deshalb sind sie ein wichtiger Bestandteil vieler Healing Smoothies.

Alkaloide

Grünes Blattgemüse enthält oft viele Alkaloide. Diese sollen die Pflanze vor Fressfeinden schützen. In Maßen konsumiert, regen sie unser Immunsystem an. Nehmen Sie aber konstant zu viel vom gleichen Alkaloid auf, kann dies den Organismus belasten. Deshalb sollten Sie Ihre Smoothieroutine laufend ändern und die ganze Vielfalt der Zutaten ausschöpfen.

Eine Auswahl aus der grünen Welt der Salate und Wildkräuter

Blattsalate: Batavia, Chicorée, Eichblatt, Endivie, Feldsalat, Kopfsalat, Lollo rosso, Radicchio, Romana, Rucola

Blattgrün von Gemüse: Kohlrabi, Kürbis, Möhren, Radieschen, Rettich, Rote Bete, Sellerie, Zucchini

Junge Blätter von Bäumen und Sträuchern: Beerensträucher, Birke, Buche, Haselnuss, Kiefer, Linde, Obstbäume wie Apfel, Birne und Kirsche

Kohl: Brokkoli, Grünkohl, Rosenkohl, Rotkohl, Spitzkohl, Weißkohl, Wirsing

Wildkräuter: Brennnessel, Franzosenkraut, Gänseblümchen, Giersch, Huflattich, Klee, Löwenzahn, Vogelmiere, Wildmalve

Garten- und Heilkräuter: Basilikum, Dill, Fenchelkraut, Koriander, Lavendel, Petersilie, Pfefferminze, Zitronenmelisse

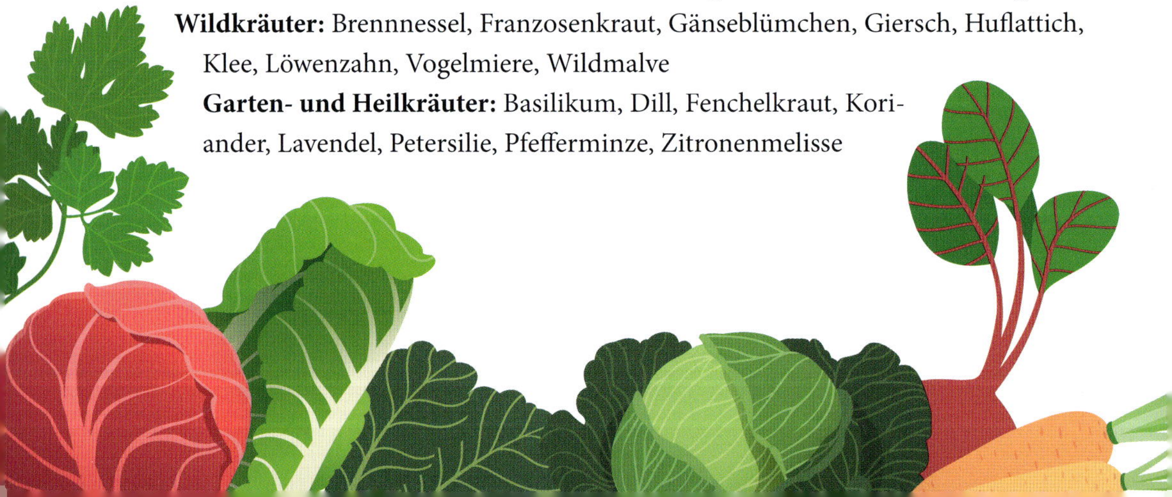

Gemüse

Am besten verträgt sich Fruchtgemüse mit dem Obst der Smoothies. Daneben kann auch Wurzelgemüse in kleinen Mengen zur Heilung verwendet werden, dann jedoch am besten in Verbindung mit seinen Blättern, in denen der Großteil der Vitalstoffe steckt. Das Laub der Roten Bete etwa enthält dreimal so viel Eisen wie die Knolle.

Fruchtgemüse: Avocado, Chili, Gurke, Okra, Paprika, Tomate, Zucchini
Wurzelgemüse: Ingwer, Möhren, Radieschen, Rettich, Rote Bete

Flüssigkeit

In der Regel verwenden wir Wasser für die Healing Smoothies. Einige Rezepte enthalten andere Flüssigkeiten, die sehr vitalstoffreich sind und die heilende Wirkung der übrigen Zutaten verstärken. Mehr zu Tees in Healing Smoothies erfahren Sie bei den jeweiligen Beschwerden ab Seite 46, andere Flüssigkeiten stellen wir Ihnen hier vor.

Wasser: Smoothies können Sie mit Mineralwasser herstellen. Umweltfreundlicher, praktischer und weitaus preisgünstiger ist gefiltertes Leitungswasser. Ein Aktivkohlefilter oder eine Anlage mit Umkehrosmose reinigt das Wasser von Schwermetall- und Medikamentenrückständen, Pestiziden sowie anderen unerwünschten Stoffen.
Kokoswasser: Das reine Wasser der Kokosnuss ist reich an Elektrolyten und daher ein natürlicher Energydrink – ideal nach starkem Schwitzen beim Sport oder aufgrund von Fieber. Außerdem enthält es eine Reihe an Mineralien und Antioxidantien.
Frische Gemüsesäfte: Sie ermöglichen es uns, etwa in Form grüner Säfte (siehe auch Seite 19), besonders viele faserhaltige Gemüsesorten in unsere Smoothies zu integrieren. So kann frischer Rote-Bete- oder Löwenzahnsaft als Vitalstoffkonzentrat die Menge an Mineralien und anderen heilsamen Stoffen um ein Vielfaches erhöhen.
Milchprodukte: Sie werden in den Healing Smoothies nur selten verwendet. Ungesüßter Joghurt ist allerdings aufgrund seiner probiotischen Wirkung und seines hohen Nährstoffgehalts Bestandteil einiger Rezepte. Milchprodukte können Sie jedoch immer durch vegane Produkte ersetzen.
Getreide- und Nussdrinks: Sie runden viele Smoothies geschmacklich ab. Haferdrink enthält zudem den Ballaststoff Beta-Glucan, der den Cholesterinspiegel senkt und den Anstieg des Blutzuckerspiegels bremst. Mandeldrink überzeugt vor allem geschmacklich. Frisch zubereitet, enthält er zudem viel Gutes von der Mandel.

Mandeldrink selbst hergestellt

200 g Mandeln • 1 l Wasser • 1 EL Honig oder Agavensirup (optional)

1. Die Mandeln über Nacht in reichlich Wasser einweichen.
2. Anderntags abgießen, die Mandeln in den Mixer geben und diesen mit 1 Liter frischem Wasser auffüllen. Falls Sie einen eher süßen Mandeldrink wünschen, etwas Honig oder Agavensirup hinzugeben. Alles sehr fein pürieren.
3. Eine Schüssel mit einem Passiertuch auslegen und das Mus aus dem Mixer hineingießen. Das Tuch fest zusammendrehen, bis sich alle Flüssigkeit in der Schüssel befindet.
4. Den fertigen Mandeldrink in ein dicht verschließbares Gefäß füllen. Gekühlt ist er bis zu vier Tage haltbar.

Tipp: Das trockene Mandelmus aus dem Passiertuch können Sie bestens für einen Smoothie, zum Backen oder morgens fürs Müsli verwenden.

Sprossen

Sie sind kleine Nährstofffabriken der Natur, wirken basisch auf den Körper und sind reich an Mineralien sowie Eiweiß. Während des Keimens verdoppelt bis verfünffacht sich zudem ihr Vitamin- und Mineralstoffgehalt. Und das Beste: Sie lassen sich zu jeder Zeit einfach in einem Keimglas oder -gerät zu Hause ziehen.

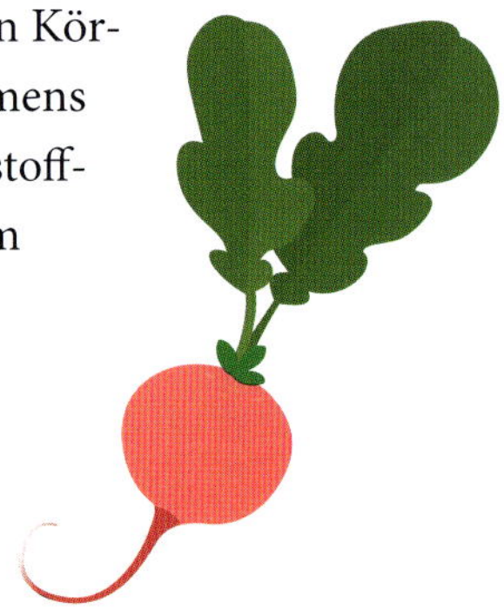

Fürs Sprossenziehen geeignete Samen: Alfalfa, Bockshornklee, Brokkoli, Buchweizen, Kresse, Mungobohnen, Radieschen, Rettich, Senf

TIPP BESSER BIO-SAMEN

Für Keimlinge sollten Sie stets Samen in Bio-Qualität verwenden, denn dieser keimt meist besser als konventionelles Saatgut.

Samen, Kerne und Nüsse

Neben sättigendem Eiweiß liefern alle Samen, Kerne und Nüsse – die Keimzellen allen pflanzlichen Lebens – auch hochwertige Fette. So verbessern sie die Aufnahme fettlöslicher Vitamine in unseren Organismus und versorgen den Körper mit gesunden Fettsäuren, die er für viele grundlegende Funktionen benötigt. Außerdem sind diese Früchte gute Mineralstofflieferanten und runden damit einige der gehaltvolleren Healing-Smoothie-Rezepte ab.

Kerne und Samen: Chia, Hanfsamen, Kürbiskerne, Leinsamen, Pinienkerne, Sesam, Sonnenblumenkerne
Nüsse: Cashewkerne, Haselnüsse, Kokosnüsse, Macadamia, Mandeln, Pekannüsse

Superfoods

Aufgrund ihrer starken Konzentration von Vitalstoffen sind Superfoods so etwas wie natürliche Nahrungsergänzungsmittel. Sie können, müssen sie aber nicht in Smoothies verwenden, denn auch andere Zutaten bieten bereits eine Vielzahl an Nährstoffen, die wir für eine Vitalkur benötigen. Deshalb sind Superfoods nur in wenigen Healing Smoothies ein fester Bestandteil.

INFO SPEZIALITÄT KOKOSÖL

Kokosöl ist ein Allheilmittel und wird deshalb gezielt in einigen Healing Smoothies eingesetzt. Es wirkt entzündungshemmend und antimikrobiell und hat einen günstigen Einfluss auf die Schilddrüsenfunktion und den Cholesterinspiegel.

SPECIAL: Drei heilende Superfoods

Superfoods werden Zutaten genannt, die von Natur aus eine besonders hohe Nährstoffdichte haben. Dies trifft auf eine Vielzahl an Obst- und Gemüsesorten zu, welche die Basis der Healing Smoothies bilden. Die hier aufgeführten Superfoods können Sie ergänzend verwenden, da ihr hoher Gehalt an Vitalstoffen bei der Heilung helfen kann. Es genügt, jeweils 1–2 TL bei der Zubereitung hinzuzufügen.

Algen

Unter Wasser agieren Chlorella-, Spirulina- und AFA-Algen als Universalreiniger, und ähnlich entgiftend wirken sie auch im Körper. Sie bestehen außerdem zu mehr als der Hälfte aus hochwertigem Eiweiß und sind reich an Chlorophyll. Da sie einen sehr intensiven Eigengeschmack haben, sollten Sie anfangs nur 1 TL Algenpulver je Smoothie verwenden und die Menge nur allmählich erhöhen.

Getreidegras

Im Stadium zwischen dem Keimling und der Ausbildung der Ähre besitzt Getreide seinen allerbesten Vitalstoffgehalt. Vor allem sein Chlorophyll- und Enzymanteil ist bemerkenswert hoch und macht Getreidegräser zum perfekten Superfood für Healing Smoothies. In Gerstengras ist zum Beispiel das seltene Enzym Superoxid-Dismutase (SOD) enthalten, das als kraftvolles Antioxidans vor Zellveränderungen schützt. Weit mehr als 100 Vitalstoffe wurden bisher in Weizengras identifiziert, die unseren Körper heilen und nähren. Außerdem enthalten Getreidegräser alle acht essenziellen Aminosäuren, die der Körper nicht selbst produzieren kann. In Pulverform lässt es sich gut bei der Smoothie-Zubereitung verwenden.

Propolis

Das sogenannte Bienen- oder Kittharz Propolis verwenden Bienen unter anderem zur Abtötung von Pilzen und Bakterien. Seine antibakterielle Wirkung können Sie bei äußerlicher Anwendung gegen Pickel und bei der Wundheilung nutzen. Als Bestandteil von Smoothies stärkt Propolis Ihr Immunsystem und unterstützt es zum Beispiel bei Erkältungen, Entzündungen im Mund und Darminfektionen. Dazu eignen sich am besten Propolis-Tropfen. Geben Sie 5–10 Tropfen in den Smoothie. Als tierisches Produkt ist es allerdings nicht vegan.

Grünes von A bis Z

Superfoods müssen weder aus der Ferne herangeflogen werden noch schwierig zu finden sein. In unserer Alltagsküche steckt bereits eine Vielzahl heimischer Superfoods, deren Vitalkraft wir gezielt für die Heilung nutzen können. Vor allem chlorophyllhaltiges Blattgemüse und Wildkräuter verdienen besondere Aufmerksamkeit, denn sie sind besonders reich an Mineralien und sekundären Pflanzenstoffen. In Zeiten von Krankheit und Genesung gehören sie deshalb möglichst häufig in unsere Smoothies.

Alfalfasprossen bestehen zu 35 Prozent aus Protein und toppen damit selbst den Eiweiß-Klassiker Steak.
Brokkoli beugt Krebs vor und ist eine gute Quelle von Kalzium und Mangan sowie dem Antioxidans Vitamin C. Er besitzt besonders viel Selen, das die körpereigene Abwehr stärkt und unsere Zellen schützt. Sowohl die Röschen als auch den Stiel können Sie roh für Smoothies verwenden.
Chinakohl eignet sich hervorragend als Einstieg in die Kohlfamilie. Er ist mild, lässt sich mit vielem kombinieren und verursacht keine Blähungen.
Dill fördert die Verdauung und wirkt beruhigend. Er ist außerdem reich an Mineralien, Carotinoiden und ätherischen Ölen, die ihm seinen einzigartigen Geschmack verleihen.
Endiviensalat, Chicorée und Radicchio wirken dank ihrer Bitterstoffe Lactucerol und Intybin positiv auf die Verdauung, die Durchblutung und das Immunsystem. Mit süßen Früchten lässt sich der bittere Geschmack in Smoothies abmildern.
Feldsalat ist sehr eisenreich. Freilandware ist von Oktober bis März erhältlich und besitzt besonders viele Nährstoffe und Chlorophyll. Wegen seines milden Geschmacks ist er für Grüne-Smoothie-Einsteiger gut geeignet.
Grünkohl ist die Basis vieler Healing Smoothies, denn er ist unter anderem reich an Chlorophyll und wirkt krebs- und entzündungshemmend. Wegen seiner harten Zellstruktur sollte er vor dem Mixen sehr klein geschnitten werden.
Himbeer-, Brombeer- und Johannisbeerblätter werden vor allem für Tee verwendet. Sie sollen gegen Übelkeit und Entzündungen helfen. Junge Blätter eignen sich auch für Smoothies und Salate.

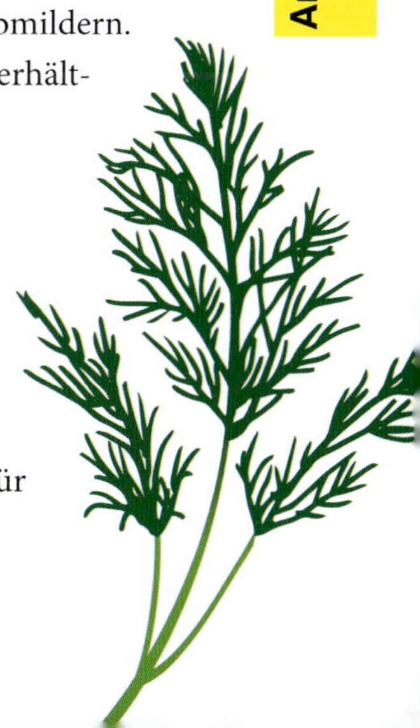

Kresse können Sie ganz einfach auf der Fensterbank ziehen. Sie besitzt antibakterielle Eigenschaften und schützt im Winter vor Infektionen.

Lauch wirkt durch seine Senföle entwässernd, durch seine schwefelhaltigen Stoffe regenerierend. Wegen des hohen Vitamin-C-Gehalts sollten Sie ihn möglichst oft auch roh essen.

Mangold entgiftet und entwässert, da er wie Spargel die Aminosäure Asparagin enthält. Die Zugabe von Zitronensaft bei der Zubereitung verhindert die Entstehung krebserregender Nitrosamine.

Petersilie ist eine hervorragende Quelle von Kalium, Eisen und Vitamin C. Sie hemmt Entzündungen und wirkt antibakteriell. Nur in der Schwangerschaft sollte sie sparsam verwendet werden, da sie Wehen fördert.

Rettich-, Radieschen- und Senfsprossen sind natürliche Antibiotika. Wegen ihrer desinfizierenden Wirkung können sie beim Keimen unter andere Samen gemischt werden, damit sich keine Schimmelpilze bilden.

Spinat überzeugt in grünen Smoothies dank seines milden Geschmacks selbst Skeptiker. Sie sollten ihn im Wechsel mit anderem grünem Blattgemüse genießen, denn die enthaltene Oxalsäure hemmt die Eisenaufnahme. Zugleich besitzt er viel Betacarotin und hat in Studien einen positiven Effekt auf das Muskelwachstum gezeigt. Popeye hatte vielleicht doch recht!

Thymian ist mehr als nur eine Gewürzpflanze. Er hilft gegen Blähungen und ist ein Balsam bei Husten.

Vogelmiere mit ihren kleinen Sternblüten kann als Wildkraut das ganze Jahr über geerntet werden und ist schier unverwüstlich. Ihr zarter Geschmack, der an rohen Mais erinnert, ergänzt wunderbar jeden Smoothie.

Weißkohl: Das klassische Wintergemüse ist reich an Vitamin C, Mineralien und Phytonährstoffen. Es hemmt Entzündungen und entgiftet, es fördert die Verdauung und stärkt das Immunsystem.

Ysop ist leider als Heilpflanze in Vergessenheit geraten, enthält aber große Mengen ätherischer Öle und hat antibakterielle sowie infektionshemmende Eigenschaften.

Zuckerhut bringt Sie gesund durch den Winter. Ab Ende Oktober kann er auf dem Feld geerntet werden und begeistert mit herzhaft bitterem Geschmack.

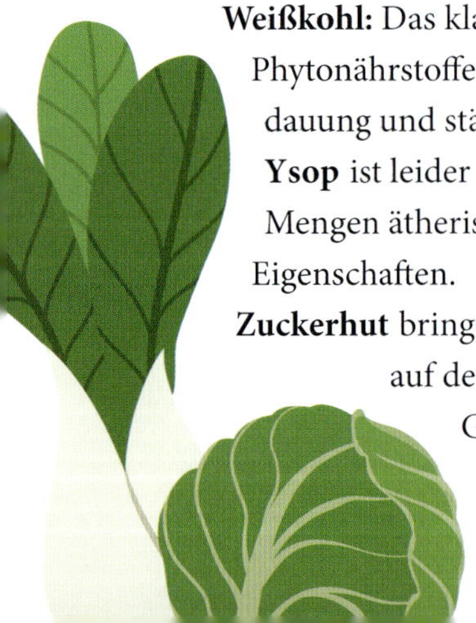

SPECIAL: Drei Wildkräuter im Portrait

Wildkräuter ergänzen auf die denkbar frischeste und ökologisch beste Art unseren Speiseplan um eine Fülle von Nährstoffen und Chlorophyll. Sie wachsen so ziemlich überall und sind das ganze Jahr über (gratis) zu haben: der Inbegriff wirklich regionaler und saisonaler Ernährung.

Brennnesseln (beste Sammelzeit: März bis Oktober)

Brennnesseln sind eine unglaubliche Bereicherung für jeden Smoothie. Sie sind Basenbildner und haben besonders viele Vitalstoffe und Chlorophyll. Sie übertrumpfen jedes Salatgemüse mit ihren Nährstoffen: Im Vergleich mit Kopfsalat steckt 50-mal so viel Eisen, 30-mal so viel Vitamin C und 20-mal so viel Provitamin A in dem »Unkraut«! Und selbst gegenüber dem nährstoffreichen Spinat enthalten sie das Sechsfache an Vitamin C und das Fünffache an Kalzium.

Ein Tipp: Tragen Sie beim Sammeln Handschuhe. Das Brennen treiben Sie den Nesseln durch Erhitzen aus oder durch Plattwalzen mit einem Nudelholz. Auch gründliches Waschen mit warmem Wasser stoppt es. Nach dieser Vorbehandlung können Sie Brennnesseln sogar in Rohkostsalaten genießen.

Löwenzahn (beste Sammelzeit: März bis September)

Auch diese widerstandsfähige Pflanze ist als Unkraut bei vielen Gärtnern verhasst, doch liefert Löwenzahn einen wahren Schatz an Nährstoffen. Seine Blätter enthalten mehr Eisen als Spinat, mehr Kalzium als Kuhmilch und mehr Provitamin A als Karotten. Löwenzahn entschlackt, bringt den Säure-Basen-Haushalt ins Gleichgewicht, reinigt Leber und Galle. Seine Gerb- und Bitterstoffe sind eine Bereicherung für unsere Ernährung; sie fördern eine gesunde Verdauung und dämpfen den Appetit auf Süßes.

Giersch (beste Sammelzeit: April bis Oktober)

Im Mittelalter baute man Giersch als Heil- und Gemüsepflanze in Klostergärten an, heute hassen ihn die Gärtner. Doch der Körper bedankt sich: Giersch ist reich an Mineralien wie Kalium, Zink und Magnesium sowie an Provitamin A und Vitamin C. Außerdem wirkt er entsäuernd und entzündungshemmend. Jüngere Blätter können Sie für Salate verwenden, ältere Blätter und die Stiele sind leicht bitter, taugen aber für Smoothies. Im Juni und Juli können Sie auch die weißlichen Blütendolden genießen.

Equipment: Das brauchen Sie für Smoothies

Gesunde Ernährung mit vielen Vital- und Heilstoffen muss nicht kompliziert oder aufwendig sein, was die Healing Smoothies beweisen. Im Folgenden finden Sie die wenigen Gerätschaften, die Sie brauchen, um Healing Smoothies herzustellen.

Standmixer

Der Mixer ist die Grundvoraussetzung für die Smoothie-Zubereitung. Der Markt bietet eine Vielzahl von Modellen mit großen Unterschieden in Preis und Ausstattung.

Wer noch keinen Standmixer hat und für erste Versuche eine teure Anschaffung scheut, dem ist ein Mittelklassemodell zu empfehlen. Wichtig sind vor allem ein starker Motor mit mindestens 600 Watt Leistung und eine gute Verarbeitung.

Ausschlaggebend für Ihre Kaufentscheidung sollte die Drehzahl sein. Damit die Zellwände der pflanzlichen Zutaten aufgebrochen werden, sollten es mindestens 13 000 Umdrehungen pro Minute sein, ideal sind 20 000 oder mehr. Der perfekte Mixer hat einen Regler für die Drehzahl und ein Volumen von mindestens einem Liter. Dazu gehört ein Stopfer, mit dem Sie die Zutaten beim Mixen mit wenig Flüssigkeit hinunterdrücken können.

Für Smoothie-Begeisterte, die die bunten Drinks langfristig in ihre Ernährung integrieren möchten, ist ein Hochleistungsmixer oder Power-Blender empfehlenswert. Bei mehr als 30 000 Umdrehungen pro Minute und einem oder mehr PS Leistung werden alle Inhaltsstoffe optimal aufgeschlossen, und der Smoothie erhält eine besonders cremige Konsistenz.

INFO PLASTIK IST LEIDER PFLICHT

Die Behälter von Hochleistungsmixern bestehen stets aus Hartplastik statt aus Glas. Der Grund ist die Gefahr, dass harte Gegenstände wie Schaber oder Besteck in den Mixer geraten könnten. Ein Glasbehälter würde dann zu einer echten Gefahr werden. Wer seine Lebensmittel mit möglichst wenig Plastik in Kontakt bringen möchte, kann die Smoothies in Schraubgläsern aufbewahren. Der Gesundheit zuliebe sollten Sie nur einen Mixer mit einem Behälter aus BPA-freiem Kunststoff kaufen.

Messer, Bretter und mehr

Die Küchengeräte, die Sie für Smoothies neben dem Standmixer noch benötigen, sind in den meisten Küchen bereits vorhanden. Auf jeden Fall brauchen Sie ein scharfes Messer und ein gutes Schneidebrett.

Empfehlenswert ist ein eigenes Schneidebrett aus Holz oder Bambus, das Sie nur für Obst und Gemüse verwenden. Bei Plastikbrettern lösen sich beim Schneiden winzige Partikel und landen unweigerlich in Ihrem Essen. Außerdem wirkt Holz wegen seiner Gerbsäuren sogar antibakteriell. Schneideplatten aus Glas sind zwar auch sehr hygienisch, machen aber Ihre Messer schnell stumpf.

Für manche Rezepte sind außerdem eine manuelle Zitruspresse und eine mehrseitige Gemüsereibe von Vorteil.

Basisanleitung: in drei Schritten zum Smoothie

Smoothies sind fast im Handumdrehen herzustellen. Die Minimenge für ein einzelnes Glas lohnt in der Regel aber selbst diesen geringen Aufwand nicht. Die Gesamtmenge der Zutaten ist daher bei den Rezepten im Hauptteil ab Seite 45 jeweils für 1 Liter oder 4 Gläser à ca. 250 Milliliter Smoothie angegeben.

1. Obst und Gemüse vorbereiten

Reinigen: Frisches Obst und Gemüse vor der Zubereitung gründlich putzen und/ oder waschen, wenn Sie die Schale mitverwenden. Anschließend klein schneiden. Weintrauben, Johannisbeeren & Co. nach dem Waschen abzupfen.

Schale: Apfel, Birne, Pfirsich & Co. kommen natürlich ungeschält in den Mixer. Generell gilt: Wenn Sie die Schale im Normalfall nicht mitessen, entfernen Sie sie auch für den Smoothie. Beispiele dafür sind Avocado, Ananas, Granatapfel, Banane. Zitrusfrüchte werden ebenfalls, wenn nicht anders angegeben, zuerst geschält und zerteilt. Ihre Schale ist wie bei einigen Obstsorten in Bio-Qualität zwar essbar und voll von Nährstoffen und heilsamen ätherischen Ölen, zugleich steckt aber eine solche Menge an Bitterstoffen darin, dass der Smoothie für Sie ungenießbar werden kann, wenn Sie den stark bitteren Geschmack nicht gewohnt sind. Wer möchte, kann versuchsweise ein kleines Stück Schale fein gerieben zum Smoothie-Mix geben. Auch

Bio-Melonen- oder Mangoschale kann klein geschnitten verwendet werden, wirkt sich jedoch auch auf den Geschmack aus und ist deshalb grundsätzlich nicht Bestandteil der Healing-Smoothies-Rezepte. Experimentierfreudige sollten sich aber auch mal daran wagen. Denn Schalen sind überaus nährstoffreich. Bio-Kiwi und Bio-Ingwer kann und sollte übrigens mitsamt der Schale verwendet werden. Sie ist nicht herauszuschmecken und wertet den Smoothie mit zusätzlichen Vitalstoffen auf.

Kerne: Am besten pürieren Sie nur Kerne mit, die Sie sonst mitverzehren. Traubenkerne sind zwar bitter, aber wahre Wundermittel der Natur, Melonenkerne können ebenfalls mit in den Mixer. Harte und große Steine wie die von Mango, Avocado oder Kirschen gehören nicht in den Mixer. Paprikakerne werden ebenfalls entfernt. Von Chilischoten sollten Sie nur so viele Kerne mitpürieren, wie Sie von der Schärfe her mögen. Bei Apfel- und Birnenkernen gilt, dass sie geringe Mengen an cyanogenen Glycosiden, einer Vorstufe von Blausäure, enthalten. Bei bis zu zwei Früchten im Smoothie ist das sicherlich kein Problem. Nur wenn Kinder den Smoothie bekommen sollen, entfernen Sie das Kerngehäuse vorsichtshalber vor dem Mixen. Anders sieht es bei den Steinen von Aprikosen, Pflaumen und Pfirsichen aus, die weitaus mehr Cyanid enthalten, aber wegen ihrer Härte natürlich nicht in den Mixer gehören.

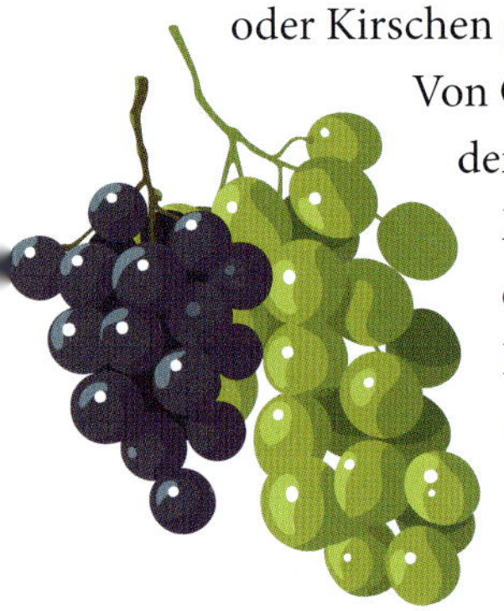

2. Den Mixer befüllen, den Smoothie pürieren

Schicht für Schicht: Smoothies gelingen am besten, wenn die klein geschnittenen Zutaten wie folgt in den Mixbehälter geschichtet werden. Die unterste Schicht besteht aus weichen Früchten; härtere Frucht- und Gemüsesorten kommen darauf; als dritte, höhere Schicht folgt grünes Blattgemüse; Nüsse, Samen und andere Zusätze wie ein Topping am Ende dazugeben. Nach dem Schichten den Behälter mit Flüssigkeit auffüllen. Sie sickert bis unten durch alle Schichten.

Auf Hochtouren: Mixen Sie, bis alles fein püriert ist. Das gelingt am schnellsten, wenn Sie die Geschwindigkeit rasch erhöhen. Das Pürieren mit hoher Drehzahl verkürzt die Mixzeit, was die Inhaltsstoffe schont. Außerdem bleiben die Zutaten kühler, sodass das Maximum an Nährstoffen erhalten bleibt. Hochleistungsmixer brauchen 30 bis 45 Sekunden zum Pürieren, schwächere Modelle entsprechend länger.

TIPP MIT GENUSS KAUEN

Auch wenn Smoothies immer flüssig sind, kommt Ihnen gründliches Kauen zugute. Indem Sie jeden Schluck ein paarmal im Mund hin und her bewegen, fördern Sie den bewussten Genuss sowie die Verdaulichkeit und Nährstoffaufnahme. Die Verdauung geschieht nicht nur im Magen, sie beginnt im Mund.

3. Nach dem Smoothiegenuss

Blitzschnell gereinigt: Lassen Sie nichts im Behälter antrocknen, sondern reinigen Sie ihn sofort nach der Zubereitung. Dazu füllen Sie ihn halb mit warmem Wasser und einem Spritzer Spülmittel. Nach einem kurzen Reinigungslauf müssen Sie ihn nur noch gründlich ausspülen, und schon ist er bereit für die nächsten Smoothies.

Gerührt oder geschüttelt: Wenn Sie Ihren Smoothie eine Weile stehen lassen, setzt er sich schnell in mehreren Schichten ab. Vor dem nächsten Schluck sollten sie ihn kurz umrühren oder, falls er sich in einer geschlossenen Flasche befindet, aufschütteln.

Separat am bekömmlichsten: Smoothies sind vollwertige Mahlzeiten, denn sie enthalten, anders als etwa Säfte, auch alle festen Pflanzenteile von Obst und Gemüse. Am bekömmlichsten sind sie, wenn Sie sie separat trinken und gegarte Nahrung frühestens eine halbe Stunde nach dem Smoothie-Genuss zu sich nehmen.

Richtig lagern: Wenn Sie mehrmals täglich von Ihrem Smoothie trinken, können Sie ihn in einer Thermosflasche aufbewahren, was sich vor allem bei heißem Wetter empfiehlt. Fertige Smoothies können Sie in Glasflaschen ohne Weiteres zwei Tage im Kühlschrank lagern. Sie können also eine größere Menge eines bestimmten Smoothies zubereiten und diesen noch am nächsten und übernächsten Tag genießen. So bietet es sich an, ohne zusätzlichen Aufwand eine kleine Kur durchzuführen.

Mixen: Tipps und Tricks

Smoothies herzustellen ist glücklicherweise alles andere als eine Wissenschaft. Aber es gibt einige Tricks und Infos, die Ihnen noch mehr Freude am Zubereiten und Genießen der heilenden Drinks bringen.

Vor dem Mixen

Zutaten mit Sorgfalt auswählen: Gute Smoothies leben von guten Zutaten. Je aromatischer und frischer das verwendete Obst und Gemüse ist, desto vollmundiger werden die daraus entstehenden Smoothie-Kreationen. Wie ab Seite 22 bereits erläutert: Frische Bio-Zutaten, regionale Lebensmittel, saisonales Obst und Gemüse – all dies sorgt für köstliche Smoothies voll von Vitalstoffen.

Farbenfrohe Vielfalt: Lassen Sie sich von der bunten Palette der Obst- und Gemüsesorten inspirieren. Mehr als 1000 heimische Apfelsorten zählt man allein in Deutschland, Möhren gibt es in Weiß, Gelb, Orange, Rot und Violett sowie mit mindestens ebenso vielen Geschmacksnuancen. Alte Sorten bereichern Smoothies mit ihren besonderen Aromen. Kulinarische Ausflüge lohnen sich also nicht nur bei Tropenfrüchten wie farbenfrohen Pitahayas (Drachenfrucht) oder vollmundigen Mangos; auch heimisches Obst und Gemüse laden zum Experimentieren ein.

Eiskalt und lecker: Obst und Gemüse können Sie auch tiefgefroren für Smoothies verwenden, denn der Frost schadet dem Nährstoffgehalt weniger als etwa falsche oder zu lange Lagerung. Blattspinat, Beeren oder auch Brokkoli aus dem Tiefkühler bieten sich vor allem dann an, wenn nur wenige frische Lebensmittel verfügbar sind oder die Vorräte im Kühlschrank knapp werden. Der Smoothie wird durch Tiefkühlware etwas dickflüssiger und cremiger. Im Sommer kann ein eiskalter Smoothie herrlich erfrischend sein. Geben Sie dafür zwei oder drei Eiswürfel in den Mixbehälter und reduzieren Sie die Flüssigkeitsmenge entsprechend.

Einen Überschuss vom Einkaufen oder Ernten können Sie gut für Smoothies tiefkühlen. Dazu schneiden Sie küchenfertige Möhren, Wildkräuter, Äpfel & Co. am besten schon vor dem Einfrieren in mixerfreundliche Stücke.

TIPP EISZEIT IM MIXER

Bei leistungsschwächeren Mixern fällt das Pürieren von tiefgefrorenen Zutaten leichter, wenn Sie sie leicht antauen lassen oder lauwarmes Wasser für den Smoothie verwenden.

Samen und Nüsse einweichen: Indem Sie Nüsse und Samen rechtzeitig vor der Zubereitung einweichen, verbessern Sie deren Verdaulichkeit. Im trockenen Zustand besitzen sie einen Enzymhemmer, der die Verdauung für viele Menschen erschwert. Erst die Feuchtigkeit aktiviert alle Vitalkräfte. Es reicht, Nüsse und Samen mindestens drei Stunden oder über Nacht in reichlich Wasser einzuweichen. Vor dem Mixen das Wasser abgießen und die Nüsse oder Samen gründlich abspülen. So sind sie auch leichter im Mixer zu verarbeiten.

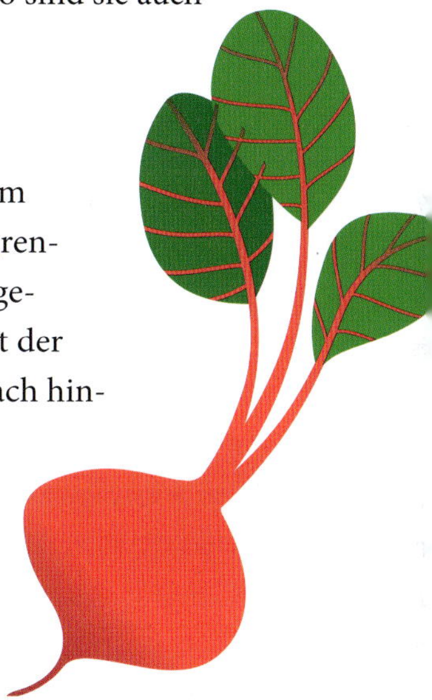

Beim Mixen

Harte Zutaten: Ein Mixer mit schwachem Motor kommt bei hartem Gemüse wie Roten Beten oder Möhren schnell an seine Leistungsgrenzen. Leichter geht es, wenn Sie hartes Gemüse vorher raspeln. Tiefgefrorene Himbeeren oder harte Kohlblätter können Sie zunächst mit der Smoothie-Flüssigkeit pürieren und die restlichen Zutaten erst danach hinzugeben. Bei Problemen mit Trockenfrüchten wie Rosinen oder Datteln sollten Sie diese 30 bis 60 Minuten vor der Zubereitung einweichen. Und wenn Ihrem Mixer Nüsse und Samen auch nach dem Einweichen Probleme bereiten, können Sie sie vor dem Mixen mahlen oder hacken.

»Stop and go« beim Mixen: Wenn sich die Zutaten nicht zu einer cremigen Masse verbinden wollen, hat das meist einen der folgenden Gründe:

- **Zu wenig Flüssigkeit im Behälter:** Etwas Wasser hinzufügen.
- **Mixer zu voll:** Etwa die Hälfte der Zutaten aus dem Behälter nehmen und in zwei Portionen mixen.
- **Fruchtstücke und Blätter blockieren das Schneidewerk:** Alles kleiner schneiden und harte Zutaten raspeln.

Hilfreich ist beim Mixen häufig ein Stopfer. Durch eine Öffnung im Deckel kann man mit ihm die Zutaten auch bei laufendem Motor hinunter in Richtung Messer drücken und vermischen. Falls sich der Motor überhitzt, legen Sie Pausen ein und vermengen Sie die Zutaten mehrmals manuell.

Ganz nach Ihrem Geschmack: Rezeptvarianten

Bei der Zubereitung von Smoothies sind Ihnen keine kulinarischen Grenzen gesetzt, und je mehr Erfahrung Sie beim Kombinieren von Zutaten sammeln, desto originellere Rezepturen werden Ihnen gelingen. Auch das ist eines der schlagenden Argumente für Smoothies: kinderleichte Zubereitung, die alltagstaugliche gesunde Ernährung geradezu neu definiert. Wenn Sie Rezepte aus diesem Buch abwandeln, sollten Sie immer dies beachten: Die Zutaten der Healing Smoothies sind so zusammengestellt, dass sie Ihre Heilung optimal unterstützen. Deshalb sollten Sie sie nur geringfügig verändern. Die große Ausnahme ist grünes Blattgemüse. Davon können Sie ruhig mehr verwenden, wenn Sie den Geschmack gewohnt sind.

Healing Smoothies – leicht abgewandelt

Mehr Grün: Da Chlorophyll und die anderen Inhaltsstoffe von grünem Blattgemüse einen wichtigen Beitrag zur Heilung leisten, ist mehr Grünzeug immer richtig. Reine Obst-Smoothies können Sie jederzeit mit einer Handvoll Salat, Spinat oder Wildkräuter anreichern. Auch 1–2 TL Weizengras- oder Algenpulver (siehe Seite 30) ergänzen die meisten Smoothies sinnvoll, wenn Sie den intensiven Geschmack mögen.

Nicht süß genug? Sind Sie Einsteiger oder ernähren sich bisher mit wenig Bitterstoffen, können Ihnen manche der Healing Smoothies zu intensiv und kräftig schmecken. Zur Eingewöhnung können Sie die Rezepte in solchen Fällen um natürliche Süßstoffe ergänzen wie Rosinen oder entsteinte Datteln, Agavensirup oder Kokosblütenzucker, Apfeldicksaft oder Stevia. Halten Sie die Mengen davon aber so gering wie möglich.

Superfoods hinzufügen: Auf Seite 30 erfahren Sie Details über einige Superfoods, die eine gute Ergänzung für Healing Smoothies sind. Sie sind nur selten wirklich notwendig; wenn Sie aber gerne mit Zutaten experimentieren, fügen Sie auch mal etwas von diesen besonderen Lebensmitteln hinzu.

Die Konsistenz variieren: Je weniger Flüssigkeit Sie für Ihren Smoothie verwenden, desto cremiger und dickflüssiger wird er natürlich. Experimentieren Sie mit der Konsistenz und genießen Sie die Healing Smoothies auch einmal als gesunden Pudding oder nährende Energiesuppe.

Healing Smoothies: Power für die Heilung

In Zeiten bester Gesundheit reicht schon die Integration von Smoothies in die reguläre Ernährung, um Ihr Wohlbefinden zu steigern. Nebenher orientiert sich dabei das körperliche Verlangen nach »Ernährungssünden« um zu mehr vitalstoffreicher Kost, denn die nährenden Drinks wirken stark harmonisierend auf den Körper.

Eine Krankheit bedeutet immer ein Ungleichgewicht im Körper. Smoothies allein genügen dann oft nicht, um den Heilungsprozess entscheidend zu fördern, denn zu vieles in der sonstigen Ernährung bremst zugleich die Heilung. In einer solchen Situation ist es ratsam, seine Essgewohnheiten im Allgemeinen zu betrachten und zu optimieren. So beschleunigen Sie den Heilungsprozess und stellen eine ideale Wirkung der Smoothies sicher. Außerdem entwickeln Sie auf diese Weise eine gesunde Ernährungsform, die Ihnen langfristig guttut.

Do's and Don'ts der Heilernährung

Verzichten Sie möglichst weitgehend auf diese Produkte:

- Haushaltszucker, Glukose-Fruktose-Sirup und künstliche Süßungsmittel, denn solcher Zucker und Zuckerersatzstoffe kosten unseren Körper wertvolle Nährstoffe, anstatt ihm welche zuzuführen.
- Industriell stark verarbeitete Lebensmittel und Zutaten, denn sie stecken oft voller künstlicher Zusatzstoffe, Geschmacksverstärker, Chemikalien und anderer belastender Substanzen.
- Weißes Mehl, denn es kommt nie allein daher, sondern meist in Verbindung mit Zucker oder ungesunden Fetten; heilende Vitalstoffe dagegen: Fehlanzeige.
- Fleischprodukte, denn sie wirken unter anderem stark säurebildend auf den Körper.

Genießen Sie stattdessen:

- Pflanzliche Lebensmittel und Zutaten, denn sie stecken voller Vitalstoffe und wirken in der Regel basisch, entgiftend und heilungsfördernd.
- Natürliche und unverarbeitete Lebensmittel, denn eine naturverbundene Ernährung ohne künstliche Ergänzungen harmonisiert den Körper.
- Biologisch angebaute sowie regional erzeugte Zutaten der Saison, denn so erhalten Sie das Maximum an Nährstoffen, ohne ein Vielfaches an Pestiziden zu konsumieren (mehr dazu ab Seite 22).

Healing Smoothies in der Praxis

Wie viele Smoothies Sie täglich präventiv oder während der Heilung konsumieren, hängt ganz vom Gesundheitszustand und Ihrer allgemeinen Ernährung ab. Healing Smoothies können präventiv das ganze Jahr über den Speiseplan bereichern, indem Sie etwa zum Frühstück oder zwischendurch einen der Vitaldrinks konsumieren. In akuten Krankheitsfällen ist generell eine höhere Dosierung sinnvoll: Mindestens 500 Milliliter, also etwa zwei Gläser, sollten Sie täglich trinken, um eine möglichst intensive Aufnahme der heilsamen Inhaltsstoffe zu erzielen. Auch eine Erhöhung auf einen Liter Smoothies pro Tag kann in vielen Fällen sinnvoll sein, wenn es mit Ihrer Lebensweise und Ihrer körperlichen Verfassung vereinbar ist.

Die beste Zeit für den Smoothie-Genuss ist der frühe Morgen direkt nach dem Aufstehen. Zu dieser Zeit ist der Körper für Vitalstoffe besonders aufnahmefähig. Außerdem liefert Ihnen der Morgen-Smoothie einen optimalen Start in den Tag und legt den Grundstein für weitere positive Gesundheitsentscheidungen im Laufe des Tages.

Sie können den Smoothie gut zum Frühstück trinken. Eine größere Portion von zwei bis drei Gläsern kann als Mittag- oder Abendessen dienen. Wenn Sie dann noch Hunger haben, essen Sie etwas später noch gedünstetes Gemüse, einen Salat oder eine wärmende Gemüsesuppe.

Smoothies und ärztliche Behandlung

Für die Diagnose und Behandlung von ernst zu nehmenden Beschwerden ist immer die Konsultation eines Arztes und/oder Heilpraktikers notwendig. Die meisten Behandlungsformen, auch die Einnahme von Medikamenten, können Sie gut mit Healing Smoothies begleiten. Dennoch ist Rücksprache mit Ihrem behandelnden Arzt sinnvoll, denn nur er betreut Sie persönlich, kennt Ihre individuelle Krankheitsgeschichte und Ihre Vorbelastungen.

Bei einer bislang eher ungesunden Ernährung mit viel Fertigkost und industriell verarbeiteten Lebensmitteln über einen längeren Zeitraum kann eine plötzliche einsetzende reine Smoothie-Kur zum Beispiel zu starken Entgiftungsbeschwerden führen. Diese sind an sich ein positives Zeichen, aber während der Heilung sollten Sie den Körper nicht überlasten. Eine nur ergänzende Verwendung von Smoothies ist in solchen Fällen ratsam. Auch damit leisten Sie einen wichtigen Beitrag zu Ihrer Heilung, denn jedes einzelne Glas voller Vitalstoffe ist eine Entscheidung für mehr Wohlbefinden und Lebensfreude.

Mehr als nur Ernährung: eine heilsame Lebensweise

Nicht nur die Lebensmittel, die Sie abgesehen von den Smoothies konsumieren, haben Einfluss auf den Verlauf Ihrer Beschwerden und auf deren Heilung, sondern Ihre ganze Lebensweise. Deshalb ist es sinnvoll – zumindest in Zeiten der Genesung, am besten aber auch darüber hinaus –, Ihren Alltag so zu gestalten, dass Ihrem Körper das Maximum an Energie zur Verfügung steht.

Vermeiden Sie vor allem jeglichen unnötigen Stress. Er greift stets das Immunsystem an, führt zur Übersäuerung des Körpers und behindert die Heilung. Gönnen Sie sich stattdessen möglichst viel Ruhe, auch wenn dies bedeutet, Termine zu verschieben, manche Aufgaben zu delegieren oder Verabredungen abzusagen. Geben Sie Ihrer Heilung Vorrang! So kehren Sie anschließend mit ganz neuer Energie in Ihren Alltag und ihr Arbeitsleben zurück.

Neben möglichst viel Ruhe und möglichst wenig Belastung ist natürlich ausreichender Schlaf eine wichtige Voraussetzung für die Genesung, denn alle Erholungs-, Wachstums- und Erneuerungsprozesse erfolgen buchstäblich im Schlaf. Zu wenig Schlaf verhindert und verzögert deshalb immer die Heilung. Außerdem wirkt das Schlafhormon Melatonin stark antioxidativ, schützt vor Zellschäden und repariert im Schlaf sogar die Zellen.

Wenn es Ihr Gesundheitszustand zulässt, nehmen Sie sich täglich etwas Zeit für leichte Bewegung. So stärken Sie Ihr Immunsystem, bringen Kreislauf und Stoffwechsel in Schwung und versorgen Ihren Körper mit reichlich Sauerstoff. Am besten ist es, wenn Sie sich in der freien Natur bewegen. Machen Sie zum Beispiel Spaziergänge durch den Park oder Fahrradtouren im Wald. Bei Unwohlsein und Abgeschlagenheit sollten Sie starke Belastungen, also Bewegung auf einem sportlichen Level, vermeiden. Fokussieren Sie sich lieber darauf, wie gut Ihnen die frische Luft tut, atmen Sie bewusst und langsam, genießen Sie die wärmende Sonne auf Ihrer Haut und erfreuen Sie sich an der Natur um Sie herum, denn all dies hat eine positive Wirkung auf Ihren Gesundheitszustand und steigert Ihr Wohlbefinden.

Gerade die gute Versorgung mit Sauerstoff dankt der Körper Ihnen während der Genesung: O_2 stärkt nachweislich das Immunsystem und beschleunigt die Rehabilitation. Eine ausreichende Sauerstoffzufuhr ist außerdem die Voraussetzung dafür, dass alle Körperzellen ihre Aufgaben und Funktionen gut erfüllen können, was ebenfalls für die Heilung unabdingbar ist.

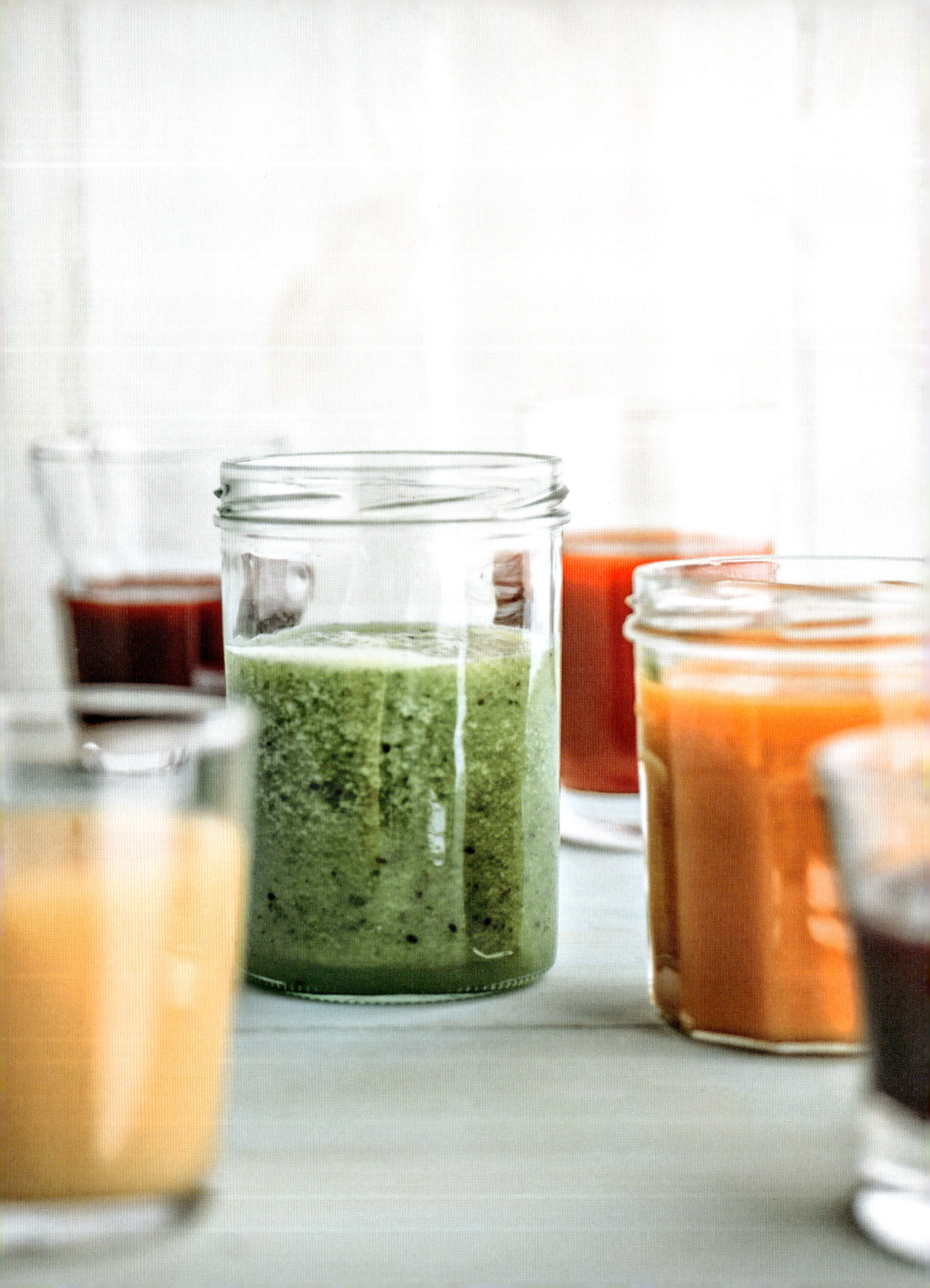

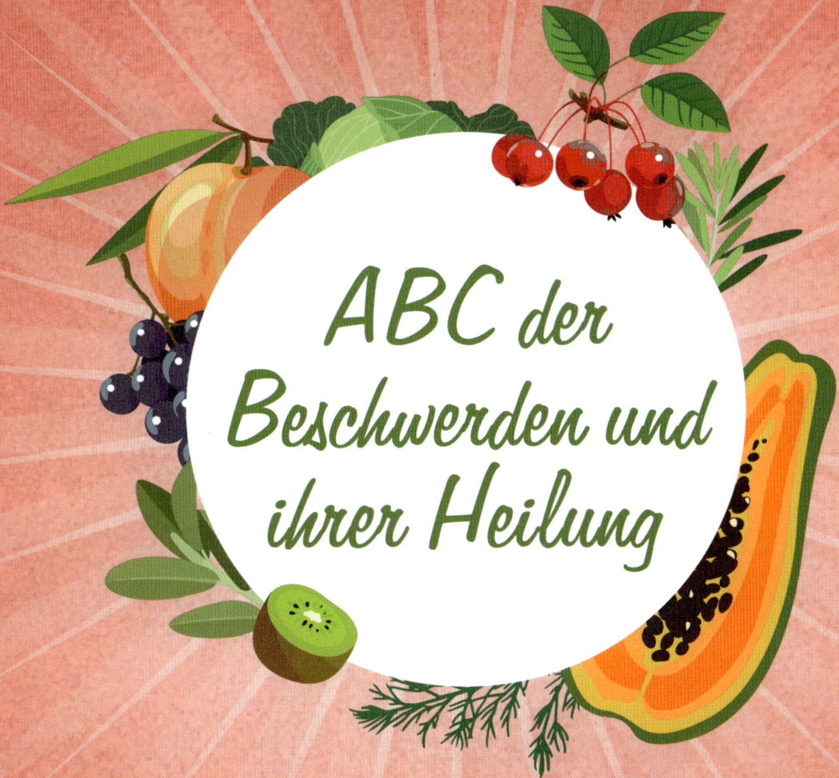

ABC der Beschwerden und ihrer Heilung

Sind Sie bereit, Ihre Heilung selbst in die Hand zu nehmen, und zwar mit köstlichen und nährstoffreichen Smoothies? Dann finden Sie hier neben vielen Informationen und Tipps die passenden Rezepte, die Sie auf Ihrem Weg der Gesundung begleiten werden.

Allergien und Nahrungsmittelunverträglichkeiten

Der Begriff »Allergie« steht für eine übersteigerte Reaktionsweise des Körpers auf gewisse Stoffe, also um eine von der Norm abweichende Empfindlichkeit gegen bestimmte Substanzen, die Allergene. Diese Substanzen – Nahrungsmittel, Medikamente oder Stoffe aus der Umwelt – sind allesamt für Gesunde unschädlich, lösen beim Allergiker aber eine krankhafte, mitunter sogar lebensgefährliche Immunreaktion aus. Da die möglichen Allergene sehr zahlreich sind, kann sich eine Allergie in ganz verschiedenen Symptomen äußern.

Symptome, Ursachen und Behandlung

Je nachdem, um welches Allergen es sich handelt, können sich die Krankheitszeichen auf der Haut, in den Atemwegen, auf den Schleimhäuten oder im Verdauungstrakt zeigen. Im Extremfall kann es zum anaphylaktischen Schock kommen, einem lebensbedrohlichen Notfall. Typische Beschwerden sind Hautausschläge (Ekzeme, Quaddeln), Juckreiz, Asthma, Kopfschmerzen, Schnupfen, brennende Augen, Magen-Darm-Beschwerden (zum Beispiel Durchfall, Blähungen).

Ganz gleich, wie sich eine Allergie zeigt, sie ist immer die Überreaktion der körpereigenen Abwehr auf einen Stoff, auf den sie bisher nicht reagiert hat. Der Körper versucht sich durch die vermehrte Produktion von Histaminen gegen die jeweilige Substanz zu wehren.

Allergien können viele alltägliche oder ganz spezielle Substanzen betreffen, beginnend von bestimmten Nahrungsmitteln bis hin zu Chemikalien (zum Beispiel Zusatzstoffe in Fertiggerichten, aber auch Weizen- und Milchprodukte oder Eier) und Metallen. Zu den verbreitetsten Allergiearten gehören Nahrungsmittel-, Hausstaubmilben- und Insektengiftallergien sowie Heuschnupfen, also Pollenallergien. Man kann auch auf ganz unterschiedliche Weise mit dem Allergen in Kontakt kommen, etwa durch die Haut (Kontaktallergie), durch die Atemwege (Pollenallergie) oder durch Einnahme (Medikamente, Lebensmittel).

Proportional zum Anstieg der allergischen Erkrankungen mehren sich die Spekulationen und Hypothesen über deren Ursachen. Eine definitive Erklärung steht noch aus. Die Gründe sind ebenso vielfältig wie die Symptome und reichen von der Ernährungsweise über chronischen Stress und ein latent geschwächtes Immunsystem bis zu genetischen Faktoren.

Wie man eine Allergie behandelt, kommt auf deren Ausprägung an. Man unterscheidet zwischen der Vermeidung des Allergens (zum Beispiel Metalle bei einer Kontaktallergie oder bestimmte Nahrungsmittel bei einer Nahrungsmittelallergie), einer medikamentösen Therapie mit Antiallergika oder Antihistaminika (etwa gegen Heuschnupfen) sowie einer Hyposensibilisierung (etwa bei einer Insektengiftallergie).

Heilende Nahrung

Bittere und anregende Tees: Allergien wie Heuschnupfen (Pollenallergie) und die allergische asthmatische Bronchitis treten vor allem im Frühling und Frühsommer auf. Betroffene sollten deshalb in dieser Jahreszeit bittere, anregende Tees aus Schafgarbe, Wermut, Tausendgüldenkraut und Brennnessel zu sich nehmen.
Ballaststoffe: Flohsamen und Pektin schützen nachweislich vor Asthma. Das liegt daran, dass bei ihrer Verarbeitung durch Darmbakterien bestimmte Fettsäuren entstehen, die ins Blut übergehen und im Knochenmark bei der Reifung der sogenannten dendritischen Zellen helfen, die zum Immunsystem gehören. In ausreichend hoher Zahl können sie eine allergische Reaktion unterbinden.
Pestwurz: Untersuchungen in jüngerer Zeit haben gezeigt, dass Pestwurz, erhältlich in Kapselform in Apotheken, allergische Reaktionen unterdrücken kann. Die enthaltenen Petasine blockieren die Histaminrezeptoren.

Hilfreiche naturheilkundliche Maßnahmen:

- Die Ernährung sollte sehr zucker- und kohlenhydratarm sein, da zu viel Glukose das Insulinsystem im Körper stört, die Immunabwehr schwächt und den Darm belastet, indem sie ihn übersäuert. Ähnliches gilt auch für Alkohol, dessen Konsum ebenfalls stark reduziert oder im Idealfall ganz vermieden werden sollte.
- Jede allergische Reaktion stört den Darm, weshalb Allergikern ein- bis zweimal jährlich eine Darmreinigung zu empfehlen ist. Ganz einfach geht dies mit einem Klistier (Apotheke). Danach muss die Darmflora mittels entsprechender Mikroorganismen zum Beispiel aus Probiotika wieder aufgebaut werden.

Brennnesseltee hilft bei Allergiebeschwerden

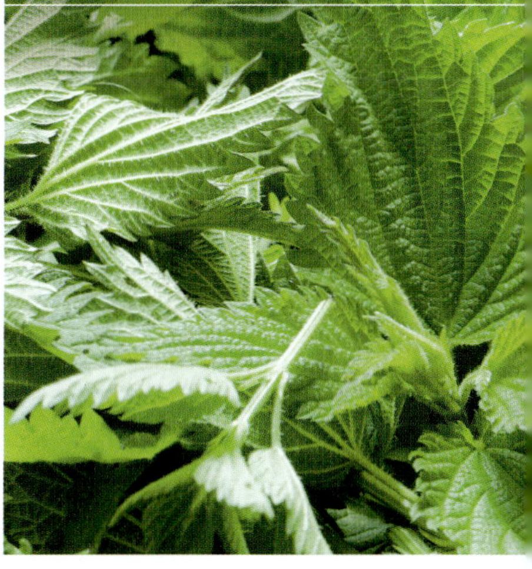

Nahrungsmittelallergien sind oft auf in Lebensmittel enthaltene Chemikalien, Pestizide, Zusatzstoffe, gentechnisch veränderte Organismen etc. zurückzuführen. Deshalb sollte man, wann immer möglich, Bio-Lebensmittel wählen.

In der akuten Phase einer allergischen Reaktion ist Kurzzeit- oder Heilfasten oder einige Tage Entgiften mit grünen Smoothies sehr zu empfehlen. Damit unterstützen Sie die zügige Ausscheidung von Giften und entlasten Leber und Immunsystem.

Essen Sie möglichst viel frisches und rohes Obst und Gemüse, denn das stärkt und unterstützt die gesunde Immunreaktion des Körpers. Auch essenzielle Fettsäuren aus Samen und Fisch sind nützlich, da sie antientzündlich wirken und allergische Reaktionen abschwächen.

Vermuten Sie, dass Sie eine Nahrungsmittelunverträglichkeit haben, ist außerdem eine Eliminierungsdiät empfehlenswert. Nach dieser können Sie künftig die Lebensmittel aus Ihrer Ernährung verbannen, die Sie nicht gut vertragen, und Ihr Wohlbefinden und Ihre Gesundheit voraussichtlich stark verbessern.

Eliminierungsdiät

In Zusammenarbeit mit einem Arzt oder Ernährungsberater testen Sie die Nahrungsmittel, bei denen Verdacht auf eine Unverträglichkeit besteht und die häufig Hautprobleme, Magen-Darm-Beschwerden oder Atemwegserkrankungen verursachen. Darunter fallen unter anderem Laktose (aus Milchprodukten), Fruktose (aus Obst, Honig und anderen Produkten mit Fruchtzucker) und Histamin (etwa aus Tomaten, Spinat, Schokolade und alkoholischen Getränken). Diese Lebensmittel werden nacheinander für je zwei bis vier Wochen gemieden, um ihre eventuelle Wirkung auszuschließen. Stellt man während der Eliminierung eine Besserung der Beschwerden fest, kann ein anschließender Provokationstest zeigen, wie stark die Unverträglichkeit ist: Die betroffene Lebensmittelgruppe wird langsam wieder in den Speiseplan integriert, erst in kleinen, dann in immer größeren Mengen. Aufgrund genauer Aufzeichnungen kann man dann die Ernährung individuell optimieren.

Heilende Smoothies (Rezepte jeweils für 4 Gläser à ca. 250 ml)

Brennende Birnen

Reich an Pektinen und Bitterstoffen, leicht bekömmlich

3 Birnen • Saft von ½ Limette • 2 Handvoll Brennnesseln • 4 Stängel Minze • ca. 400 ml kalter Schafgarbentee

Den Smoothie nach der Basisanleitung (ab Seite 35) zubereiten.

Grüner Apfel

Stärkt die Immunabwehr

½ Gurke • 2 Äpfel • 3 Stangen Staudensellerie • 1 Handvoll Spinat • ½ Avocado • Saft von ½ Zitrone • 1 EL Kokosblütenzucker • 3 EL Flohsamen • ca. 400 ml kalter Brennnesseltee

Den Smoothie nach der Basisanleitung (ab Seite 35) zubereiten.

Chia-Erdbeer-Smoothie

Vegan, cremig und reich an essenziellen Fettsäuren

3 EL Chia-Samen • 400 g Erdbeeren • 1 EL Kokosblütenzucker • 1 Prise Zimt • ca. 250 ml Mandeldrink • ca. 350 ml kalter Lavendeltee

Für einen leistungsschwachen Mixer die Chia-Samen vor der Zubereitung etwa 30 Minuten im Lavendeltee einweichen. Den Smoothie nach der Basisanleitung (ab Seite 35) zubereiten.

Healing Hemp

Voll mit Bitterstoffen, essenziellen Fettsäuren und heilendem Chlorophyll

1 Orange • 1 Banane • 1 Handvoll Löwenzahn • 3 EL Hanfmehl (alternativ Hanfproteinpulver oder gemahlene Hanfsamen) • 1 EL Sesam • 1 EL Flohsamen • etwas Stevia • ca. 500 ml Wasser

Den Smoothie nach der Basisanleitung (ab Seite 35) zubereiten.

Anämie (Blutarmut)

Im Fall einer Anämie bildet das Knochenmark zu wenige von den roten Blutkörperchen, die den Sauerstoff im Blut zu den Zellen des gesamten Körpers transportieren. Ein wichtiger Bestandteil des roten Blutfarbstoffs ist Eisen. Ohne dieses Spurenelement sind keine Atmung und keine Muskelfunktion möglich.

Symptome, Ursachen und Behandlung

Je nach Schweregrad der Anämie sind die Anzeichen Blässe, Leistungsrückgang, schnelle Ermüdung, Atemnot, Schwächegefühl, schneller Puls, Atemnot, Herzgeräusche. Symptome sind auch erhöhte Infektanfälligkeit, Schwindel, Ohrensausen, Zungenbrennen, Einrisse der Mundwinkel, Verstopfung und brüchige Fingernägel.

Die Krankheitsursachen reichen von verschiedenen Mangelzuständen bis zu inneren Grunderkrankungen. Produziert der Magen zu wenig von dem Transportstoff Intrinsic Factor, kommt es zu einem Vitamin-B_{12}-Mangel, oft begleitet von einem Folsäuremangel. Dann spricht man von einer perniziösen Anämie. Folsäure ist wichtig für die Blutbildung im Knochenmark, vor allem in der Schwangerschaft. Manche Medikamente oder auch eine Glutenunverträglichkeit können zu Folsäuremangel führen. Eventuell sollte man seine Folsäure- und Vitamin-B_{12}-Werte bestimmen lassen. Bei einer Blutarmut aufgrund eines Folsäure- oder Vitamin-B_{12}-Mangels bezahlen die Krankenkassen die Präparate.

Die häufigste Anämieform hierzulande ist die Eisenmangelanämie, vom Arzt nachweisbar im Blutbild. Eisenmangel kann aufgrund großer Blutverluste zum Beispiel bei der Geburt, nach Verletzungen oder bei starker Menstruation, bei Krebs, Gelenkrheuma, chronischen Infekten und Entzündungsherden im Körper auftreten. Sie kann auch Folge von Mangelernährung, Stress und der Wirkung von Giften oder Medikamenten sein. Kinder im Wachstum haben einen erhöhten Eisenbedarf.

Bei schwerem Eisenmangel und entleerten Ferritinspeichern ist eine ärztliche Behandlung unabdingbar.

Rote Bete punkten mit hohem Eisengehalt

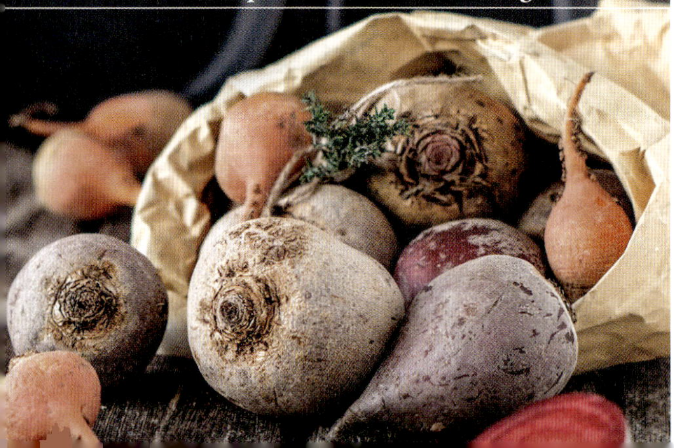

Die übliche Medikation besteht in Eisentabletten (nur auf ärztlichen Rat hin!) und gegebenenfalls Eiseninfusionen. Eisenmangel kann eine hartnäckige Erscheinung sein; Sie brauchen also Geduld. Die Behandlung sollte mindestens drei bis vier Monate dauern, besser ein halbes Jahr. Im Extremfall kann es bis zu einem Jahr dauern, bis sich die Eisenkonzentration im Blut normalisiert.

Heilende Nahrung

Eine ausgewogene vollwertige Ernährung beugt normalerweise Eisenmangel vor. Für eine eisenreiche Ernährung ist es wichtig, dass möglichst vieles im Speiseplan enthalten ist, was in der Erde wächst, denn nur dort ist Eisen vorhanden.

Bei der Einnahme von Eisentabletten tut sich der Körper schwer mit der Eisenaufnahme. Die Leber wird stark belastet. Tun Sie ihr etwas Gutes, reduzieren Sie Weißmehl, Zucker, Alkohol, Kaffee usw. und trinken Sie ab und an Leber-Galle-Tee.

Als Alternative zu Eisenpräparaten empfehlen sich Kuren mit Kräuterblut, Brennnesselsaft oder Urtica-dioica-Ferro-culta-Tropfen von Weleda oder Spirulina.

Vitamin-C-haltige Nahrungsmittel oder Säfte – vor allem Orangensaft – verbessern die Eisenaufnahme des Organismus. Besonders günstig sind daher Grünkohl, Blattsalate, Paprika, Schnittlauch, Brunnenkresse und Petersilie, die alle viel Eisen und Vitamin C zugleich enthalten.

Gemüsesorten mit einem sehr hohen Eisengehalt sind Rote Bete und Karotten. Rote-Bete-Knollen wurden bereits im 16. Jahrhundert für den Blutaufbau verabreicht. Noch eisenreicher sind jedoch die Blätter der Roten Bete, eine ideale Smoothie Zutat. Auch dunkle Beeren, besonders Holunder-, wie auch Himbeeren und schwarze Johannisbeeren, sind eisenhaltig. Darüber hinaus liefern auch Nüsse viel Eisen, allen voran Paranüsse. Zu empfehlen sind auch Mandel-, Sonnenblumen- und Kürbiskerne. Weitere wichtige eisenhaltige Lebensmittel sind Leber, Fleisch, Eier, Geflügel, Fisch, Blattgemüse, getrocknete Früchte, Hirse und Haferflocken. Der berühmte Spinat allerdings bringt bei Eisenmangel wenig, da das Eisen darin an Oxalsäure gebunden ist und daher vom Darm schwer resorbiert werden kann.

Wichtig: Eine rein vegetarische Ernährung führt nicht zwangsläufig zu Eisenmangel, auch wenn dies in vielen Lehrbüchern steht. Es mehren sich sogar die Hinweise darauf, dass eine vegane Ernährung Vorteile bietet, weil sie Kuhmilchprodukte ausschließt, die die Eisenaufnahme empfindlich stören können.

Heilende Smoothies (Rezepte jeweils für 4 Gläser à ca. 250 ml)

Löwenherz-Smoothie

Leicht bitter, aber stark heilend

1 Orange • ½ rohe Rote Bete • 300 g Weintrauben • 1 Handvoll Rote-Bete-Blätter • 1 Handvoll Löwenzahn • 4 Stängel Petersilie • 1 EL Agavensirup • ca. 500 ml Wasser

Die Orange schälen. Rote Bete raspeln, falls der Mixer mit dem harten Gemüse überfordert ist. Den Smoothie nach der Basisanleitung (ab Seite 35) zubereiten.

Meeresgrün

Mit der Kraft der Superfood-Alge Spirulina

3 Pfirsiche • 150 g Himbeeren • ½ Avocado • 2 EL Spirulina • 1 EL Agavensirup • 250 ml Mandeldrink • ca. 250 ml Wasser

Den Smoothie nach der Basisanleitung (ab Seite 35) zubereiten.

Sanfter Hafer-Smoothie

Idealer Frühstücks-Smoothie – sättigt und liefert viele Mineralstoffe und zugleich viel Energie

2 Äpfel • 1 Banane • 150 g zarte Haferflocken • 50 g Paranusskerne • 3 getrocknete Aprikosen • 3 EL Sonnenblumenkerne • 1 EL Agavensirup • 150 ml Haferdrink • 50 ml Sanddornsaft • ca. 200 ml Wasser

Für einen leistungsschwachen Mixer die getrockneten Aprikosen und Sonnenblumenkerne vor der Zubereitung etwa 1 Stunde einweichen. Den Smoothie nach der Basisanleitung (ab Seite 35) zubereiten.

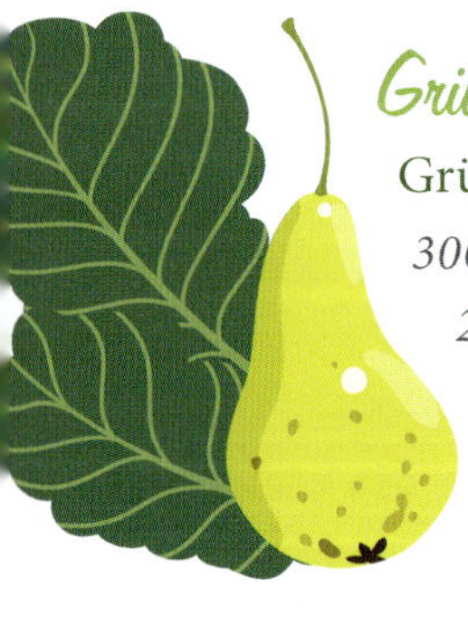

Grünkohl-Holunder

Grüner Smoothie voller Vitalstoffe gegen Anämie

300 g Erdbeeren • 1 Birne • 3 Grünkohlblätter • 200 ml Holundersaft • 200 ml Wasser

Den Smoothie nach der Basisanleitung (ab Seite 35) zubereiten.

Angstzustände

Jeder kennt das Gefühl der Angst, etwa vor Prüfungen oder Arztterminen. Angst vor realen Bedrohungen ist ein normales und nützliches Gefühl. Sie warnt uns vor Gefahren. Von dieser normalen Angst sind die Formen abzugrenzen, die man therapeutisch behandeln sollte. Wenn Angstzustände oder Panikattacken ohne direkten Zusammenhang mit bedrohlichen Situationen auftreten oder wenn sie übermächtig und lähmend werden, liegt eine Angststörung vor, gegen die der Betroffene etwas unternehmen sollte.

Symptome, Ursachen und Behandlung

Bei Angst oder innerer Unruhe ändert sich das Lebensgefühl stark. Spannung, Unruhe, Panik, aber auch Erstarrung drohen die Kontrolle zu übernehmen. Rational überlegtes Verhalten ist kaum mehr möglich, die Übersicht über die Situation geht verloren, und das Wahrnehmungsfeld verengt sich zum »Tunnelblick«. Druck im Kopf, Herzrasen und das Gefühl, dass sich einem der Hals zuschnürt, begleiten den Aufruhr im Inneren. Auch Herzschmerzen, Zittern, Schwindel, Atemstörungen und Impotenz können als Folge der Angst auftreten. Geweitete Pupillen, erhöhte Herzfrequenz, Blutdruckanstieg, Mundtrockenheit, Schwitzen und Anspannung, Übelkeit, Erbrechen, Durchfall und Harndrang zeigen, dass das Nervensystem aufs Äußerste erregt ist. Angst und nervöse Unruhe können dieselben Ursachen haben und zu Schlafstörungen führen, die den Zustand noch verschlimmern.

Alltagsbedingte Nervosität und Stress machen uns oft ruhelos, reizbar und überempfindlich. Versagensängste stellen sich ein, und man hat Angst, anstehende Aufgaben nicht bewältigen zu können. Auf der einen Seite ist man sehr erschöpft, auf der anderen überaktiv.

Oft entstehen Ängste im Verlauf einer körperlichen Erkrankung (zum Beispiel Herz- und Lungenkrankheiten, Bronchialasthma). Auch Unterzuckerung, Schilddrüsenüberfunktion und bestimmte Krebsformen können Ängste auslösen.

Für eine Selbstbehandlung kommen nur leichte Formen von Angst und innerer Unruhe infrage, bei denen Ihnen die Ursache klar ist. Wenn Sie öfter unter belastenden Ängsten leiden und über deren Herkunft rätseln, sollten Sie psychotherapeutische Hilfe suchen. Neurotische Ängste können sehr gut behandelt werden. Und es ist spannend, der eigenen Geschichte auf die Spur zu kommen, die sich dahinter verbirgt. Das Leben nach einer gelungenen Therapie ist weitaus freier, leichter und heller.

Heilende Nahrung

Pflanzliche Mittel können Sie bei der Linderung von Angstsymptomen unterstützen und Ihnen sanft dabei helfen, die Angstzustände zu überwinden. Die besten Heilpflanzen dafür sind Johanniskraut (Fertigpräparat oder loses Kraut) und Baldrian (Fertigpräparat, Teebeutel oder lose Wurzel). Auch Hopfen (Fertigpräparat oder lose Zapfen), Lavendel (Tee oder lose Blüten), Melisse und Passionsblume sind hilfreich.

Reduzieren Sie den Konsum von Lebensmitteln, die Sie aus der Ruhe bringen, also koffein- und zuckerhaltige Lebensmittel wie Kaffee, Softdrinks und Süßigkeiten.

Konsumieren Sie gegen innere Unruhe mehr Lebensmittel, die reich an B-Vitaminen sind, wie Vollkorngetreide und grünes Blattgemüse. So unterstützen Sie Ihr Nervensystem. Auch Kalzium und Magnesium wirken positiv, stärkend und entspannend auf die Nerven. Milchprodukte sind dabei nicht die erste Wahl. Die Alternativen: 2 EL Chia-Samen liefern 120 Milligramm Kalzium – so viel wie 100 Milliliter Vollmilch. Auch Mandeln, Leinsamen, Grünkohl und Spinat sind reich an Kalzium.

Magnesium hilft gegen Angst und Unruhe. Viel davon steckt in Smoothie-Zutaten wie Kürbis- und Sonnenblumenkernen, Sesamsamen, Bananen, Papaya und Kiwi.

Heilende Smoothies (Rezepte jeweils für 4 Gläser à ca. 250 ml)

Auch die Tipps und Rezepte gegen Stress und Burn-out-Syndrom (ab Seite 150) sowie nervöse Unruhe (ab Seite 134) sind gegen Ängste zu empfehlen.

Papaya-Bananen-Drink

Wahre Nervennahrung

200 g Papaya • 2 Bananen • 1 EL Honig • 1 EL Sesam • 1 Prise Zimt • ca. 250 ml Mandeldrink • ca. 250 ml Wasser

Den Smoothie nach der Basisanleitung (ab Seite 35) zubereiten.

Violetter Entspannungs-Smoothie

Für Balance und innere Ruhe

300 g Blaubeeren • 1 Banane • 2 EL Chia-Samen • 50 g Mandeln • 500 ml kalter Lavendeltee

Für einen leistungsschwachen Mixer die Chia-Samen vor der Zubereitung etwa 30 Minuten im Lavendeltee einweichen. Den Smoothie nach der Basisanleitung (ab Seite 35) zubereiten.

Grüner Frieden

Wirkt Reizbarkeit und Schlafstörungen entgegen

3 Kiwis • 1 Birne • 2 Handvoll Spinat • 5 Stängel Zitronenmelisse • 1 TL Spirulina • 2 TL Agavensirup • ca. 500 ml Wasser

Bio-Kiwis können Sie ungeschält verwenden. Den Smoothie nach der Basisanleitung (ab Seite 35) zubereiten.

Aprikosen-Schlummermix

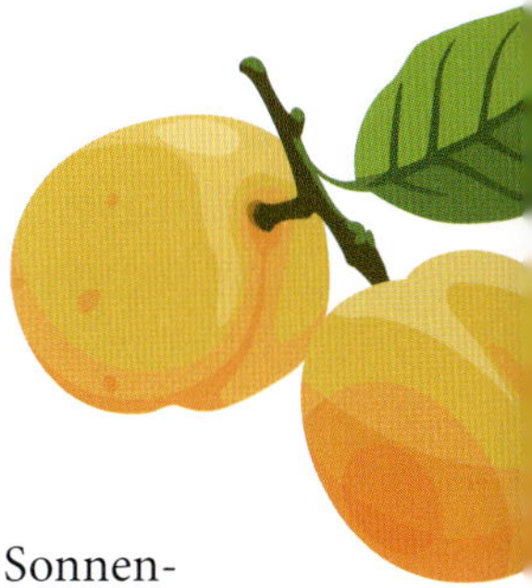

Mit Kardamom und Johanniskraut gegen innere Unruhe

400 g Aprikosen • 100 g Hafer • 1 EL Leinsamen • 2 EL Sonnenblumenkerne • 3 grüne Kardamomkapseln • 2 EL Johanniskrautblätter und -blüten (möglichst frisch) • ca. 200 ml Haferdrink • ca. 200 ml Wasser

Für einen leistungsschwachen Mixer können Sie die Leinsamen und Sonnenblumenkerne zusammen vor der Zubereitung schroten oder 1 Stunde in Wasser einweichen. Den Smoothie nach der Basisanleitung (ab Seite 35) zubereiten.

Arteriosklerose/Atherosklerose

Die langsam fortschreitende Erkrankung der Arterien (Schlagadern) ist umgangssprachlich als Arterienverkalkung bekannt. Durch die Arterien wird das in den Lungen mit Sauerstoff angereicherte Blut vom Herzen zu den Organen transportiert. Lagern sich Blutfette, Kalk und Bindegewebe an Gefäßwänden ab, werden diese zunehmend enger und steifer. Das zieht schwerwiegende Folgen für die verschiedensten Organen nach sich. Die dramatischsten sind Herzinfarkt und Schlaganfall.

Symptome, Ursachen und Behandlung

Sind die Herzkranzgefäße verengt, kann sich das in einem Gefühl von Enge in der Brust *(Angina pectoris)* oder linksseitige Brustschmerzen bemerkbar machen, beides Vorzeichen für einen Herzinfarkt. Ist die Halsschlagader verkalkt, kann dies einen Schlaganfall auslösen. Verengte Becken- und Beinarterien können eine periphere arterielle Verschlusskrankheit (pAVK) verursachen. Sie äußert sich durch starke Schmerzen und Krämpfe der Muskeln schon nach kurzem Gehen. Der Kranke muss daher häufig stehen bleiben (»Schaufensterkrankheit«). Im Endstadium hat man schon im Ruhezustand Beinschmerzen. Zeichen einer bereits fortgeschrittenen Erkrankung sind dauerndes Kältegefühl und schlecht heilende Wunden der Zehen und Unterschenkel (Unterschenkelgeschwür). Auch Erektionsstörungen können im Gefolge einer Arteriosklerose auftreten.

Die Arteriosklerose und ihre Folgeerkrankungen sind noch vor Krebs die häufigste Todesursache in den westlichen Industrienationen. Ihre Entstehung hängt von einer Reihe von Faktoren ab, von denen viele durch die Lebensweise bedingt und damit vermeidbar sind. Ungünstige Ernährungsgewohnheiten (zu süß, zu eiweißreich, zu viel) und mangelnde körperliche Aktivität führen dazu, dass sich die Gefäße über Jahre hinweg in einem schleichenden Prozess verengen. Arteriosklerotische Veränderungen findet man schon bei Jugendlichen. Klinische Symptome entwickeln sich aber meist erst im mittleren und höheren Lebensalter.

Die Entstehung einer Arteriosklerose beginnt mit einer Schädigung der Zellen der Gefäßinnenwand. Diese Endothelzellschicht bildet vermehrt freie Radikale, die Zellen in der Gefäßwand absterben lassen. Diese wird rau, sodass Blutzellen wie Blutplättchen und weiße Blutkörperchen (Leukozyten) leichter anhaften können. Letztere nehmen Fettverbindungen auf und wandeln sich in Schaumzellen um. Abgelagerte Blutplättchen ziehen weitere an, und Fette lagern sich in der Innenwand der Arterien ab, vor allem das »böse« LDL-Cholesterin. Verschiedene Prozesse verändern diese Substanzen, die wiederum eine Entzündung hervorrufen. Dabei wird die Innenhaut der Arterien durch die Ablagerungen immer dicker und der Gefäßdurchmesser dadurch enger. Das hat zur Folge, dass Herz, Nieren und Gehirn schlechter durchblutet und ungenügend mit wichtigen Nährstoffen und Sauerstoff versorgt werden.

Vermeidbare Risikofaktoren für Arteriosklerose:

- Rauchen
- Fettsucht (Adipositas)
- Bewegungsmangel
- Fettstoffwechselstörungen wie erhöhter Spiegel des (schlechten) LDL-Cholesterins oder niedrige Konzentration des (guten) HDL-Cholesterins
- Diabetes Typ 2, besonders bei langfristig schlecht eingestelltem Blutzuckerwert
- Bluthochdruck (Hypertonie)

- Metabolisches Syndrom: ein Krankheitsbild aus Übergewicht, gestörtem Kohlenhydratstoffwechsel, erhöhten Blutfettwerten und Bluthochdruck

Um die Beschwerden zu lindern und die Verkalkung der Gefäße zu bremsen, muss man die genannten Risikofaktoren minimieren, allen voran Rauchen und Überernährung. Fettstoffwechselstörungen und erhöhter Blutdruck sollten medikamentös behandelt werden. Bei Diabetikern ist die Medikation gut einzustellen. So kann man das Fortschreiten der Arteriosklerose verhindern und den Verlauf der Krankheit langfristig verbessern. Wer an einer schweren Arteriosklerose mit drohenden Komplikationen leidet, kann auch eine operative Therapie in Betracht ziehen.

Heilende Nahrung

Stellen Sie Ihre Ernährung um: Reduzieren Sie die Zufuhr einfacher Kohlenhydrate (Kartoffeln, Nudeln, Reis und Backwaren). Meiden Sie Zucker und gesättigte Fettsäuren aus fettem Fleisch. Zu empfehlen ist vegetarische Kost.

Nachweislich erweitert frischer Knoblauch die Gefäße und senkt den Blutdruck. Auch hemmt er die zu schnelle Verklumpung der Blutplättchen.

Flohsamen sind die Hauptquelle von Psyllium, einem wasserlöslichen Ballaststoff, der auf Menge und Zusammensetzung der Gallenflüssigkeit einwirkt und den Cholesterinspiegel reduziert. Empfohlen werden bis zu 20 Gramm Flohsamen pro Tag.

Grüntee aus China und Japan sowie der halbfermentierte Oolong-Tee aus Taiwan hemmen die Aufnahme von Fetten aus der Nahrung und senken den LDL-Spiegel. Empfehlenswert sind vier Tassen pro Tag.

Ingwer senkt die Cholesterinwerte durch seine Gingerole, die für eine verstärkte Umwandlung des Cholesterins zu Gallensäure sorgen. Die therapeutische Dosis liegt bei 2 Gramm pro Tag.

3 TL Leinsamen pro Tag, über einen Zeitraum von drei Monaten eingenommen, senken den Cholesterinspiegel bei Männern um über 10 Prozent. Bei Frauen zeigt dieser Stoff keine cholesterinsenkende Wirkung, da die im Leinsamen enthaltenen Lignane den weiblichen Geschlechtshormonen ähneln.

Die zu den Ballaststoffen zählenden Pektine von Äpfeln binden Gallensäuren an sich, weshalb die Leber für die Fettverdauung neue Gallensäure bilden muss, wofür sie sich aus den dadurch abnehmenden Cholesterinreserven des Körpers bedient.

Heilende Smoothies (Rezepte jeweils für 4 Gläser à ca. 250 ml)

Ergänzend können Sie die Ernährungstipps und Smoothie-Rezepte gegen erhöhten Cholesterinspiegel (ab Seite 77), fürs Detoxfasten (ab Seite 87) und gegen Übergewicht (ab Seite 153) heranziehen.

Grüntee-Aprikosen-Smoothie

Ein vitalstoffreicher Kaffeeersatz am Morgen

300 g Aprikosen • 1 kleine Handvoll Giersch • 2 TL Honig • 300 ml kalter grüner Tee • ca. 200 ml Mandeldrink

Den Smoothie nach der Basisanleitung (ab Seite 35) zubereiten.

Leichter Pflaumen-Smoothie mit Flohsamen

Ballaststoffreich und bekömmlich

300 g Pflaumen • 1 Apfel • 1 EL Flohsamen • 1 kleines Stück Ingwer (ca. 1 cm lang) • 300 ml Kokoswasser • ca. 200 ml Wasser

Den Smoothie nach der Basisanleitung (ab Seite 35) zubereiten.

Nektarinen-Smoothie mit Matcha

Grüner Tee mal anders: als Matchapulver in diesem fruchtigen Smoothie

4 Nektarinen • 1 Banane • 2 TL Matchapulver • 1 Prise Zimt • 250 ml Mandeldrink • ca. 250 ml Wasser

Den Smoothie nach der Basisanleitung (ab Seite 35) zubereiten.

Feurig-süßer Tomaten-Smoothie

Kalorienarm, mit Apfel und Knoblauch gegen Arteriosklerose

500 g Tomaten • 1 Apfel • 3 entsteinte Datteln • 1 rote Paprika • 1 Knoblauchzehe • ½ Chilischote • 1 Prise Cayennepfeffer • ca. 300 ml Wasser

Die Chilischote je nach Geschmack von den Kernen befreien. Wer wenig Schärfe gewohnt ist, sollte alle Kerne entfernen. Den Smoothie nach der Basisanleitung (ab Seite 35) zubereiten.

Arthritis

Das aus dem Griechischen stammende Wort »Arthritis« bedeutet Gelenkentzündung. Die entzündliche Erkrankung aus dem rheumatoiden Formenkreis betrifft in erster Linie die Gelenke, aber auch Organe. Eine Gelenkentzündung kann plötzlich oder in Schüben auftreten oder langsam entstehen. Sie kann einen chronischen Verlauf nehmen und über lange Zeit bestehen wie zum Beispiel bei der rheumatoiden Arthritis.

Symptome, Ursachen und Behandlung

Typische Beschwerden der rheumatoiden Arthritis sind Morgensteifigkeit, Bewegungs- und Druckschmerz in mindestens einem Gelenk, eine Schwellung in wenigstens einem Gelenk für mehr als sechs Wochen, eine Schwellung wenigstens eines weiteren Gelenks, ein gleichzeitiger Befall desselben Gelenks auf der anderen Körperseite sowie Rheumaknoten in Gelenken, Knochenvorsprüngen oder Strecksehnen. Häufig kommt es auch zu einem Gelenkerguss, bei dem sich Flüssigkeit im Gelenk ansammelt.

Arthritis kann verschiedene Ursachen haben. Häufig stecken Infektionen mit Bakterien oder anderen Erregern hinter einer Gelenkentzündung. Typische Erreger sind Staphylokokken und Streptokokken. Sie führen das körpereigene Immunsystem in die Irre, sodass es Antikörper gegen die eigenen Gelenke bildet. Die Arthritis kann auch infolge einer Infektion außerhalb der Gelenke entstehen. So kann eine Entzündung von einem Infektionsherd etwa im Magen-Darm-Trakt oder in den Geschlechtsorganen im Körper durch das Blut in das Gelenk weitergeleitet werden, so zum Beispiel bei der Borreliose (Lyme-Arthritis). Weitere mögliche Ursachen für Gelenkentzündungen sind die rheumatoide Arthritis, Schuppenflechte (Psoriasis) oder Stoffwechselerkrankungen wie zum Beispiel Gicht (siehe ab Seite 103).

Das entzündete Gelenk sollten Sie schonen, hoch lagern und kühlen. Die Therapie richtet sich immer nach der Ursache der Beschwerden. Akute bakteriell ausgelöste Gelenkentzündungen (eitrige Arthritis, Lyme-Arthritis, rheumatisches Fieber) müssen mit Antibiotika behandelt werden, um Gelenkschäden zu verhindern. Bei der eitrigen Arthritis werden zusätzlich operativ der Gelenkerguss sowie abgestorbene Zellen oder Zellreste entfernt.

Oft sind Schmerzmittel notwendig, die zudem entzündungshemmend wirken. Dazu gehören die sogenannten nichtsteroidalen Antirheumatika (NSAR), zum Beispiel Acetylsalicylsäure (Aspirin). Andere entzündungshemmende Medikamente sind

Steroide (Kortison). Für die Dauertherapie chronischer Gelenkerkrankungen gibt es spezielle Rheumamedikamente (Basistherapeutika) sowie Medikamente, die das Immunsystem beeinflussen.

Weitere nützliche Maßnahmen sind Krankengymnastik, physikalische Therapie oder Ergotherapie. Auch Akupressur und Fußreflexzonenmassage haben sich bei rheumatoider Arthritis als hilfreich erwiesen.

Heilende Nahrung

Oft sind Rheumatiker hochgradig verschlackt durch eine extreme Fett- und Eiweißüberladung. Daneben spielen Umweltgiftbelastungen eine Rolle. Am Anfang jeder Rheumabehandlung sollte eine Entschlackungskur stehen. Sie reduziert die für die Gelenkentzündungen verantwortlichen Immunkomplexe. Ideal sind auch Fastenprogramme (Kurz- oder Langzeitfasten, zum Einstieg auch eine Smoothie-Detoxkur, siehe ab Seite 87) sowie Darmreinigungskuren.

Die Umstellung auf eine verstärkt basische, vegetarische Vollwertkost kann die Beschwerden merklich lindern. Zur Unterstützung ist die ausreichende Zufuhr von Vitaminen (C, E, B_1, B_6, B_{12}) und eine gute Versorgung mit den Spurenelementen Magnesium, Kalzium und Selen notwendig.

Empfehlenswert gegen Arthritis sind entzündungshemmende Brennnesseln und durchblutungsfördernder Cayennepfeffer.

Heilende Smoothies (Rezepte jeweils für 4 Gläser à ca. 250 ml)

Grüner Ananas-Smoothie mit Chlorella

Entsäuernd, vitalstoffreich und entzündungshemmend

½ Ananas • 4 entsteinte Datteln • 1 Handvoll Brennnesseln • 1 TL Chlorellapulver • 300 ml Kokoswasser • ca. 200 ml Wasser

Den Smoothie nach der Basisanleitung (ab Seite 35) zubereiten.

Hot Berry

Gut für die Durchblutung

400 g gemischte Beeren • 100 g Sonnenblumenkerne • 1 Prise Cayennepfeffer • 1 Prise Stevia • ca. 500 ml Wasser

Den Smoothie nach der Basisanleitung (ab Seite 35) zubereiten.

Papaya-Löwenzahn-Smoothie

Reich an Mineralien

300 g Papaya • 1 kleine Handvoll Löwenzahn • 50 g Mandeln • 1 EL Sesam • 1 Prise Stevia • 250 ml Mandeldrink • ca. 250 ml Wasser

Den Smoothie nach der Basisanleitung (ab Seite 35) zubereiten.

Arthrose

Arthrose ist eine Erkrankung eines oder mehrerer Gelenke. Dabei werden fortschreitend Gelenkknorpel geschädigt, und im Verlauf werden auch Gelenkflächen und angrenzende Knochen in Mitleidenschaft gezogen. Jedes Gelenk besteht aus Knochen, dem Knorpel, der die Gelenkflächen überzieht, und der Gelenkkapsel darum herum mit der Gelenkinnenhaut. Bei Arthrose kommt es aufgrund einer Überlastung des Knorpels zu dessen Abnutzung, Schädigung und Zerstörung. Die Folge sind Funktionseinschränkungen der Gelenke und manchmal Entzündungen.

Symptome, Ursachen und Behandlung

Manche Betroffene verspüren bei einer Arthrose Schmerzen, andere haben keine Beschwerden. Typische Arthroseschmerzen treten nach einer Ruhephase zu Beginn einer Bewegung als Anlaufschmerzen auf und lassen im Lauf der Bewegung nach. Morgensteifigkeit betroffener Gelenke von bis zu 30 Minuten kommt vor. Bei entzündlichen Erkrankungen wie rheumatoider Arthritis (siehe ab Seite 59) dauert die Morgensteifigkeit dagegen oft stundenlang an. In der ersten Phase treten Schmerzen nur bei stärkerer Belastung des Gelenks auf, etwa bei stoßartigen Bewegungen. Später tun auch normale Bewegungen weh, und schließlich schmerzt es auch in Ruhe und nachts. Auch Reibegeräusche und Knirschen sind charakteristisch.

Mit fortschreitender Erkrankung kommt es zu Verformungen der betroffenen Gelenke, die auf dem Röntgenbild sichtbar sind. Ist der Knorpel ganz abgerieben, kann sich das Gelenk komplett versteifen. Bei einer Arthrose mit Entzündung kommen Krankheitszeichen wie Überwärmung, Druckschmerz und Schwellung durch einen Erguss im betroffenen Gelenk hinzu. Körperliche Belastung sowie kaltes und feuchtes Wetter können die Schmerzen verstärken. Bei einer Kniearthrose sind insbesondere stoßartige Bewegungen wie beim Hinabsteigen einer Treppe schmerzhaft.

Meist führen Vorschädigungen des Knorpels zu Arthrose. Häufige Ursachen:

- Gelenkverletzungen zum Beispiel durch Knorpelverletzung bei einem Unfall
- Fehlstellungen wie X- oder O-Beine
- Bakterielle Infektionen
- Gelenkentzündungen
- Stoffwechselerkrankungen, zum Beispiel Gicht
- Fehl- oder Überbelastungen der Gelenke, zum Beispiel durch Übergewicht, Bänderschwäche, einseitige Abnutzung aufgrund beruflicher oder sportlicher Aktivitäten, Schonhaltung bei angeborenen Deformationen (zum Beispiel Achsenfehlstellung, Hüftgelenksdyplasie)
- Innere Grunderkrankungen wie entzündlich-rheumatische Krankheiten, chronische Darmentzündungen, Gicht

Das Ziel der Behandlung besteht darin, die Schmerzen zu lindern sowie die Beweglichkeit und Funktion des Gelenks zu verbessern und möglichst lange zu erhalten, zum Beispiel durch Krankengymnastik, schmerzstillende Medikamente oder orthopädische Hilfen. Auch operative Maßnahmen sind mitunter angezeigt. Bei akuten Beschwerden sollte man das Gelenk bis zur ärztlichen Versorgung ruhig stellen.

Als Selbstbehandlung zu Hause sind das Auflegen eines heißen Heublumensacks, Wickel mit cayennepfefferhaltigen Salben oder mit Senf (nicht bei entzündlicher Arthrose!) zu empfehlen. Bei entzündlicher Arthrose kühlen Wickel mit Arnikasalbe.

Für zu Hause eignen sich auch Kneipp'sche Anwendungen wie kalte Ganzkörperbäder, Wechselbäder an Unterarmen und -schenkeln sowie ansteigende Fußbäder.

Heilende Nahrung

Arthrosepatienten sollten ein normales Körpergewicht anstreben, das die Gelenke entlastet und durch einen entgleisten Stoffwechsel verursachte Entzündungen bremst.

Hilfreich sind Frischpflanzensäfte aus Brennnesseln, Birkenblättern, Wacholder oder Zinnkraut sowie ihr Verzehr in Smoothies und als Rohkost.

Achten Sie auf eine ausreichende Zufuhr von Vitamin C, E, B_1, B_6 und B_{12}.

Heilende Smoothies (Rezepte jeweils für 4 Gläser à ca. 250 ml)

Bei Übergewicht sind außerdem die dort genannten Ernährungstipps und Rezepte zu empfehlen (ab Seite 153).

Cremiger Birnen-Smoothie mit Birkenblättern

Wirkt antiendzündlich und unterstützt die Heilung

3 Birnen • 1 Avocado • 1 Handvoll Birkenblätter • 2 TL Honig • ca. 500 ml Wasser

Den Smoothie nach der Basisanleitung (ab Seite 35) zubereiten.

Blue Heaven

Ein idealer Frühstücks-Smoothie voller B- und E-Vitamine

200 g Heidelbeeren • 2 Bananen • 100 g Haferflocken • 50 g Sonnenblumenkerne • 1 EL Leinsamen • 250 ml Haferdrink • ca. 250 ml Wasser

Für einen leistungsschwachen Mixer können Sie die Leinsamen und Sonnenblumenkerne zunächst schroten oder vor der Zubereitung 1 Stunde in Wasser einweichen. Den Smoothie nach der Basisanleitung (ab Seite 35) zubereiten.

Orange Health

Ein leichter Smoothie mit viel Vitamin C

½ Gurke • 3 Orangen • 3 entsteinte Datteln • 1 kleines Stück Ingwer (ca. 0,5 cm lang) • 200 ml Sanddornsaft • ca. 200 ml Wasser

Den Smoothie nach der Basisanleitung (ab Seite 35) zubereiten.

Augenprobleme

Die Augen gehören zu unseren empfindlichsten Organen. Neben Sehschwäche sind müde, überreizte Augen häufige Probleme. Wenn ein Auge gerötet ist, brennt und tränt oder gelbliches Sekret absondert, liegt eine Bindehautentzündung vor.

Symptome, Ursachen und Behandlung

Eine einfache Bindehautentzündung entsteht meist durch Zugluft und allergische Reize wie Pollenflug, Staub, Tierhaare oder Chlorwasser. Auch Überbeanspruchung und Schlafmangel stressen die Bindehaut. Dann schmerzen die Augen, sind geschwollen und lichtempfindlich. Kommt es zu Fieberschüben und allgemeiner Schwäche, kann eine infektiöse Entzündung vorliegen. Diese ist bakteriell oder virusbedingt und unterscheidet sich von der einfachen Form dadurch, dass sie meist nur ein

Auge betrifft. Diese Entzündung muss ein Arzt behandeln. Das gilt immer, wenn die Bindehautentzündung länger als zwei Tage anhält, Schmerzen auftreten und sich die Symptome verschlimmern. Die folgenden Empfehlungen sind nur zur Unterstützung der ärztlichen Therapie gedacht.

Bei Augenerkrankungen wird im Ayurveda empfohlen, vier bis fünf Tage lang zu fasten. Ansonsten sollten Sie für eine zuckerreduzierte Ernährung und die Zufuhr gesunder Fette wie Lein-, Kokos- oder Rapsöl sorgen.

Empfehlenswert sind Augentrost-Tropfen und Augentrost-Tee. Mit dem lauwarmen Tee können Sie auch die Augen spülen. Dazu eine sterile Kompresse in den Tee tauchen, ausdrücken und auf die Augen legen. Aus Gründen der Hygiene müssen Sie den Tee jedes Mal frisch zubereiten!

Augenwaschungen und Bäder wirken entzündungshemmend und aktivierend bei müden und überanstrengten Augen. Dafür geben Sie handwarmen unverdünnten Kräutertee (zum Beispiel aus Augentrost, Kamillenblüten oder Schwarztee) auf einen Wattebausch. Mit sanften Bewegungen das geschlossene Auge von außen nach innen abwischen. Für Spülungen verwenden Sie am besten eine Augenbadewanne aus der Apotheke. Füllen Sie diese mit einer Mischung aus handwarmem Kräutertee und Wasser und drücken Sie sie auf Ihr Auge, ohne dass etwas herausläuft. Dann den Kopf nach hinten neigen. Nun das Auge öffnen und hin und her bewegen. Den Kopf ganz sachte hin und her drehen, damit das Auge gut gespült wird. Nach 3 bis 5 Minuten sollten Sie die Spülung beenden oder gegebenenfalls das andere Auge behandeln.

Bei einseitigen Belastungen, die die Augen sehr anstrengen, sollten Sie regelmäßig Pausen einlegen und Augenübungen machen. Nach 45 Minuten Bildschirmarbeit empfiehlt es sich, einige Minuten lang die Augen auf etwas in der Ferne zu fokussieren. Es entlastet sie auch, wenn Sie den Blick eine Weile locker umherschweifen lassen. Versuchen Sie darüber hinaus, am PC die Augen häufiger zwischendurch zu schließen. Das schützt sie vorm Austrocknen und verhindert Rötungen.

Schützen Sie sich und Ihre Augen vor kalter bzw. Zugluft und setzen Sie Ihre Augen nicht zu starken Lichtquellen aus. Ein krankes Auge sollte Ruhe haben, geschont werden und möglichst viel geschlossen bleiben.

Heilende Nahrung

Um die Augen vor Schäden durch freie Radikale zu schützen, ist eine antioxidantienreiche Ernährung im Allgemeinen sowie eine gute Versorgung mit Vitamin A und

Vitamin C im Speziellen ratsam. Beides beugt auch dem grünen und grauen Star sowie der Makuladegeneration vor. Rohkost und frische Smoothies gewährleisten die maximale Versorgung mit Antioxidantien.

Minimieren Sie hingegen den Konsum all der Lebensmittel, die Ihre Gesundheit nicht fördern, sondern einschränken, denn diese wirken negativ auf Ihre Augengesundheit. Darunter fallen raffinierte und frittierte Nahrungsmittel, Zucker und Süßungsmittel sowie Koffein und auch Tabak.

Verzehren Sie verstärkt die folgenden Lebensmittel:

- Blutreinigende Tees wie zum Beispiel Brennnessel-, Beifuß- oder Wermuttee. Trinken Sie davon täglich eine bis zwei Tassen.
- Karotten, Süßkartoffeln, rote Paprikas und Mangos sind reich an Provitamin A, dem sogenannten Augenvitamin. Auch grünes Blattgemüse wie Spinat, Grünkohl und Mangold liefert viel davon.
- Heidelbeeren fördern medizinischen Studien zufolge die Durchblutung der Augen.
- Borretsch wurde einst auch als Augenzier bezeichnet. Als Kompresse und Aufguss, aber ebenso als Zutat im Smoothie, wirkt er belebend auf müde Augen.

Heilende Smoothies (Rezepte jeweils für 4 Gläser à ca. 250 ml)

Mango in den Nesseln

Blutreinigend und entwässernd, voller Provitamin A und Vitamin C

2 Mangos • 2 Handvoll Brennnesseln • 5 Datteln (entsteint) •
1 Prise Zimt • 100 ml Sanddornsaft • ca. 350 ml Wasser

Den Smoothie nach der Basisanleitung (ab Seite 35) zubereiten.

Orange Joy

Nicht nur eine Augenweide, sondern auch eine wahre Freude für Ihre Gesundheit

500 g Süßkartoffel • 500 g Karotten • 400 g Papaya •
2 Orangen • ½ Avocado • ca. 200 ml Wasser

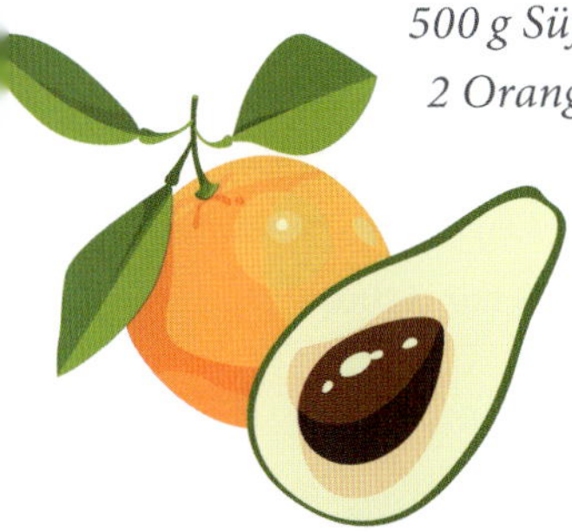

Die Süßkartoffeln und die Karotten entsaften. Nur den Saft zusammen mit den restlichen Zutaten verarbeiten. Den Smoothie nach der Basisanleitung (ab Seite 35) zubereiten.

Gurken-Smoothie mit Borretsch

Mit wenig Kalorien viel für ermüdete Augen tun

1 Gurke • 200 g Heidelbeeren • 1 Handvoll Borretsch (gerne mit Blüten) • Saft von ½ Zitrone • 1 EL Honig • ca. 400 ml Wasser

Den Smoothie nach der Basisanleitung (ab Seite 35) zubereiten.

Blasenentzündung (akute Zystitis)

Eine Entzündung der Harnblase wird durch Bakterien hervorgerufen, die auf verschiedenen Wegen in das Organ eindringen können. Sie tritt bei Frauen häufiger auf als bei Männern und kann akut oder chronisch verlaufen.

Symptome, Ursachen und Behandlung

Die einsetzende Blasenreizung führt zuerst zu einem zunehmenden Harndrang. Der Urin kommt aber nur spärlich oder in Tropfen, und der Harnabgang ist immer mit Schmerzen verbunden. Das liegt am Druck des Urins auf die entzündete und gereizte Schleimhaut der Harnblase.

Im fortgeschrittenen Stadium stellen sich auch nach dem Wasserlassen Schmerzen ein, die sehr stark und krampfartig ausfallen können. Das passiert, wenn die entzündeten Harnblasenwände nach dem Entleeren einander berühren. Farbe und Zusammensetzung des Urins ändern sich, er ist trübe und manchmal blutig. Sollte Fieber auftreten, kann dies ein Hinweis auf eine Beteiligung der Nieren oder des Harnleiters sein. Suchen Sie dann bitte umgehend einen Arzt auf.

Verlauf und Ursachen sind vielfältig. Meistens ist eine Blasenentzündung aber Folge einer Unterkühlung des Unterleibs. Vorbeugend und zur Heilung halten Sie sich an die altbekannten Regeln: Man sollte nicht zu lange auf kalten Steinen sitzen, sich nach dem Baden etwas Trockenes anziehen, seine Füße warm halten, sich nicht zu lange in Zugluft aufhalten … Verkühlungen schwächen die Abwehrkräfte des Körpers und lassen die in der Blase befindlichen Krankheitserreger aktiv werden. Sie steigen durch Harnröhre oder Harnleiter auf, befinden sich im Lymphsystem oder im Blut. Die Bakterien (Escherichia coli, der häufigste Erreger, gehört immer zur Darmflora) gelangen auf verschiedene Weise dorthin. Eine durch Geschlechtsverkehr verursachte Entzündung nennt man Honeymoon-Zystitis.

Bei starken Beschwerden ist ein Arztbesuch erforderlich, der in der Regel ein Antibiotikum verschreiben wird. Ersatzweise können Sie sich mit D-Mannose behandeln. Diese Zuckerart kann eine Behandlung mit Antibiotika ersetzen. Auf seinem Weg durch die Blase bindet der Zucker die Erreger an sich, und sie werden mit dem Urin ausgeschieden. D-Mannose ist nicht nur zur Therapie von Harnwegsinfekten ideal, sondern auch zur Vorbeugung gegen wiederkehrende Blasenentzündungen. Es hat garantiert keine Nebenwirkungen. Sie erhalten es in Pulver- oder Kapselform in der Apotheke oder im Onlinehandel.

Begleitend und bei leichteren Beschwerden, also geringer Keimzahl, können Sie sich wirkungsvoll naturheilkundlich selbst behandeln. Wärme und Ruhe sind die wichtigsten Maßnahmen. Besonders wichtig sind warme Füße! Nehmen Sie ein ansteigendes warmes Fußbad. Danach die Füße gut abtrocknen, warme Socken anziehen und ab ins Bett. Auch ein warmer Heublumensack, dreimal täglich für eine Stunde auf den Unterleib gelegt, bringt oft spürbare Erleichterung.

Heilende Nahrung

Meist legt man bei der Behandlung von Harnwegsinfekten den Fokus auf die Krankheitserreger und vernachlässigt die geschwächten Schutzmechanismen des Körpers. Dies ist einer der Gründe für chronische Blasenentzündungen, vor allem bei Frauen. Stärken Sie deshalb neben der Bekämpfung der akuten Infektion Ihr Immunsystem. Vermeiden Sie zugleich Alkohol, Zucker und künstliche Lebensmittelzusatzstoffe, da diese die entzündete Blase oft zusätzlich reizen.

Bringen Sie den Säure-Basen-Haushalt ins Gleichgewicht, denn dieses wirkt sich sowohl auf den Urin als auch auf das Immunsystem sehr positiv aus. Eine basische Ernährung, reich an Obst und Gemüse, vor allem auch grünem Blattgemüse, entsäuert den Körper und stellt das Säure-Basen-Gleichgewicht wieder her.

Trinken Sie reichlich, um die Bakterien hinauszuspülen, also mindestens 2,5 Liter täglich. Am besten geeignet sind Nieren- und Blasentee: zum Beispiel Bärentraubenblätter-, Birkenblätter-, Brennnesselblätter-, Goldrutenkraut-, Schachtelhalm-, Orthosiphon/Katzenbart- und Preiselbeertee.

Fügen Sie Ihren Speisen antibakteriell wirkende Kräuter hinzu. Weiße Schafgarbe beruhigt die Blase, Eibisch und Löwenzahn fördern das Wasserlassen.

Buchu-Tee aus Südafrika ist in Deutschland leider schwer erhältlich, aber ein toller Geheimtipp bei Blasenentzündungen. In der Naturmedizin der Khoi-San spielte er schon immer eine große Rolle. Er hat ein fruchtiges Aroma und wirkt nicht nur gegen die pathogenen Keime, sondern reduziert auch das Brennen beim Wasserlassen.

Ungesüßter Cranberrysaft erschwert es erwiesenermaßen den Bakterien, sich an der Blasenwand anzusiedeln.

Zwiebeln, Ingwer und Knoblauch wirken stark antibakteriell. Am besten roh verzehren, um die maximale Vitalkraft zu erhalten.

Gerstengras wirkt entzündungshemmend auf die Harnwege. Es lässt sich frisch oder in Pulverform gut in Smoothies verwenden.

Heilende Smoothies (Rezepte jeweils für 4 Gläser à ca. 250 ml)

Löwenkraft

Ein leicht bitterer Smoothie, der sehr entzündungshemmend wirkt

½ Ananas • 1 Banane • 1 Handvoll Löwenzahn • 2 EL Gerstengraspulver • 1 EL Agavensirup • ca. 500 ml Wasser

Den Smoothie nach der Basisanleitung (ab Seite 35) zubereiten.

Rote Granate

Stärkt das Immunsystem und bekämpft die Krankheitserreger

1 Granatapfel • 200 g Erdbeeren • 1 Prise Stevia • 150 ml ungesüßter Cranberrysaft • ca. 350 ml kalter Schafgarbentee

Den Granatapfel vierteln und die Kerne herauslösen. Am besten funktioniert dies in einer Schüssel Wasser; so spritzt es weniger. Den Smoothie nach der Basisanleitung (ab Seite 35) zubereiten. Lassen Sie den Mixer besonders lange laufen, um die Granatapfelkerne fein zu pürieren.

Melonenzauber

Ein sommerlich leichter und erfrischender Healing Smoothie

500 g Wassermelone (ohne Schale) • 2 Pfirsiche • 1 kleines Stück Ingwer (ca. 1 cm lang) • ca. 300 ml kalter Blasentee

Den Smoothie nach der Basisanleitung (ab Seite 35) zubereiten.

Blutdruck, hoher (Hypertonie)

Zu hoher Blutdruck ist bekanntlich ein großes Gesundheitsrisiko. Bei der Messung unterscheidet man zwei Werte: Der systolische Blutdruck, der den Puls tastbar macht, wird in dem Moment aufgebaut, in dem sich das Herz zusammenzieht (Systole). Das Blut gelangt dabei aus dem Herzen in die Hauptschlagader (Aorta). Dabei entsteht eine Druckwelle, die sich durch alle Arterien fortsetzt, sodass man auch in weiter entfernten Körperregionen wie den Armen und Beinen einen erhöhten Gefäßdruck messen kann. In der Diastole hingegen dehnt sich der Herzmuskel aus, um sich erneut mit Blut zu füllen. In den Gefäßen herrscht dann immer noch ein gewisser Druck, der jedoch niedriger ist als der systolische. Man nennt ihn den diastolischen Blutdruck.

Man misst den Blutdruck in Millimetern Quecksilbersäule (mm Hg). Beim Gesunden gilt ein Wert von 120/80 mm Hg (sprich: 120 zu 80) als optimal. Ärzte unterteilen Blutdruckwerte weiter in folgende Grade.

Grad	Systolisch (mm Hg)	Diastolisch (mm Hg)
Normal	120–129	80–84
Hoch-normal	130–139	85–89
Hypertonie Grad I *(leichter Bluthochdruck)*	140–159	90–99
Hypertonie Grad II *(mittelschwerer Bluthochdruck)*	160–179	100–109
Hypertonie Grad III *(schwerer Bluthochdruck)*	Mehr als 180	Mehr als 110
Isolierte systolische Hypertonie	Mehr als 140	Weniger als 90

Der Blutdruck unterliegt bei jedem Menschen starken Schwankungen. Stress oder Anstrengung lassen ihn ansteigen, während er in Ruhe während des Schlafs viel niedriger sein kann. Diese Schwankungen sind normal. Beim Gesunden pendeln sich die Blutdruck-Werte immer wieder auf einen unbedenklichen Wert ein. Erst wenn der Blutdruck dauerhaft zu hoch ist, das heißt bei Werten ab 140 zu 90, sprechen Ärzte von Bluthochdruck.

Symptome, Ursachen und Behandlung

Symptome können komplett fehlen, was Bluthochdruck zu einer »stillen« Gefahr macht. Dabei ist eine frühzeitige Therapie wichtig, um Folgeschäden zu verhindern. Je früher die Hypertonie erkannt wird, umso besser kann man sie in den Griff bekommen und das Risiko für Herzinfarkte, Schlaganfälle und andere Komplikationen reduzieren. Mögliche Anzeichen für Bluthochdruck sind: Schwindelgefühl, Kopfschmerzen im Hinterkopf (vor allem morgens), Schlafstörungen, Nervosität, Ohrensausen, Müdigkeit, Nasenbluten, Kurzatmigkeit, rote Gesichtsfarbe, Sehstörungen, Übelkeit.

Als primäre Hypertonie definieren Ärzte Bluthochdruck, der nicht infolge einer anderen Erkrankung auftritt. Meist kommen mehrere Ursachen infrage. Risikofaktoren sind ererbte Neigung zu erhöhtem Blutdruck, Übergewicht, Bewegungsmangel, hoher Salzkonsum, hoher Alkoholkonsum, niedrige Kaliumzufuhr, Rauchen, höheres Alter (Männer über 55, Frauen über 65 Jahren). Bei Frauen besteht auch ein Zusammenhang zwischen Hypertonie und den Wechseljahren. Bluthochdruck tritt gehäuft nach dem Ende der fruchtbaren Jahre auf. Ein weiterer wichtiger Faktor ist Stress.

Sekundäre Hypertonie hat ihre Ursachen in einer anderen Krankheit, am häufigsten Nieren- und Gefäßkrankheiten sowie Stoffwechselstörungen.

Zur Behandlung können von Fall zu Fall Medikamente gegen Bluthochdruck sinnvoll sein, zum Beispiel Blutdrucksenker wie ACE-Hemmer und Betablocker sowie Diuretika (Entwässerungsmittel). Diese Medikamente verschreibt der Arzt, wenn andere Maßnahmen wie mehr Bewegung und eine blutdrucksenkende Ernährung nicht durchführbar sind oder nicht ausreichen.

Heilende Nahrung

Die Ernährung spielt bei Bluthochdruck meist eine zentrale Rolle, denn viele der Ursachen der primären Hypertonie sind eng damit verknüpft. Falls Ihr Gewicht über dem Normalbereich liegt und Sie hohen Blutdruck haben, zahlt es sich fast immer aus, wenn Sie unterstützend zur Behandlung einige Kilo abnehmen.

Fertiggerichte und Wurstwaren enthalten sehr viel Salz. Lesen Sie die Verpackungsangaben genau und wählen Sie weniger salzhaltige Produkte. Minimieren Sie auch Ihren Konsum an Fertigprodukten, Fast Food & Co.

Zum Würzen sollten Sie verstärkt Kräuter sowie kräftige Gewürze und Zutaten verwenden, um am Salz sparen zu können. Ideal ist Knoblauch, den man früher, als Salz noch sehr teuer war, das Salz der Armen nannte. Knoblauch senkt nachweislich den Blutdruck. Verzehren Sie eine rohe frische Knoblauchzehe täglich oder nehmen Sie Fertigpräparate wie Knoblauchöl ein.

Essen Sie viel Salat und Gemüse und in Maßen süßes Obst. Das ist ballaststoffreich und kalorienarm und lässt sich salzarm genießen. Nebenbei nehmen Sie ab.

Heilkräuter gegen Bluthochdruck sind Weißdornblüten, Mistel und Melissenblätter.

Kalium wirkt dem Natrium im Kochsalz entgegen und senkt so den Blutdruck. Um mehr davon aufzunehmen, essen Sie viel frisches Obst und Gemüse, Trockenobst und Nüsse. Dass Kalium wasserlöslich ist und beim Kochen ins Wasser übergeht, ist ein weiteres Argument für Rohkost. Gute Kaliumquellen sind Avocados, Bananen, Beeren, Karotten, Spinat, Grünkohl, Kartoffeln, Artischocken, Pilze und Brokkoli sowie Pistazien, Datteln, Kakao und Hülsenfrüchte. Spitzenreiter sind Trockenaprikosen, denn nur 120 Gramm decken bereits den Tagesbedarf an Kalium (2000 Milligramm).

Heilende Smoothies (Rezepte jeweils für 4 Gläser à ca. 250 ml)

Bei Übergewicht sind außerdem die dort genannten Ernährungstipps und Rezepte zu empfehlen (ab Seite 153).

Himbeerhimmel-Smoothie mit Pistazien

Dekadenter Genuss voller Kalium

500 g Himbeeren • 1 Birne • 70 g Pistazien (geschält) • 1 EL ungesüßtes Kakaopulver • 5 Datteln (entsteint) • ca. 400 ml Wasser

Den Smoothie nach der Basisanleitung (ab Seite 35) zubereiten.

Grüne Beere

Ein kalorienarmer Smoothie, der mit reichlich Heilkraft auftrumpft

300 g Johannisbeeren • ½ Salatgurke • 1 Orange • 4 Batavia-Blätter • 5 Stängel Zitronenmelisse (alternativ 2 EL getrocknete Melisseblätter) • ca. 500 ml Wasser

Den Smoothie nach der Basisanleitung (ab Seite 35) zubereiten.

Grünkohl in Apricot

Mit Mistelkraft und Aprikosen gegen Bluthochdruck

2 Birnen • 7 getrocknete Aprikosen • 4 Grünkohlblätter • 300 ml Mandeldrink • ca. 200 ml kalter Misteltee

Den Smoothie nach der Basisanleitung (ab Seite 35) zubereiten.

Blutdruck, niedriger (Hypotonie)

Niedriger Blutdruck ist laut der Weltgesundheitsorganisation (WHO) gegeben bei Werten von regelmäßig um oder unter 100/60 mm Hg bei Frauen und 110/70 mm Hg bei Männern. Er wird meist nicht als Krankheit aufgefasst, jedoch können die Symptome das Wohlbefinden einschränken.

Symptome, Ursachen und Behandlung

Die häufigsten Symptome sind Schwindel vor allem beim Aufstehen, Müdigkeit und Kopfschmerzen. Berichtet wird auch von Druckgefühl oder Stechen in der Brust.

Man unterscheidet zwischen primärer und sekundärer Hypotonie. Die primäre oder ererbte Form tritt auf, wenn die körpereigene Blutdruckregulation gestört ist. Normalerweise geben Messkörperchen in den Halsschlagadern Signale zur Erhöhung bzw. Absenkung des Blutdrucks ans Gehirn, das dann die Blutgefäße weiter bzw. enger stellt. Außerdem schütten die Nieren das Hormon Renin aus, das über die Hormonkaskade den Blutdruck erhöht. Ein chronisch niedriger Blutdruck kann Folge einer Störung dieser Mechanismen sein.

Eine weitere mögliche und leicht vermeidbare Ursache ist Flüssigkeitsmangel, der natürlich bald herrscht, wenn man zu wenig trinkt. Schwitzen, Erbrechen und Durchfall kosten den Körper besonders viel Flüssigkeit. Die mit der Austrocknung einhergehende Verringerung des Blutvolumens hat zur Folge, dass die Peripherie unterversorgt wird, weil die Blutzirkulation vorrangig das Funktionieren der lebensnotwendigen Organe im Rumpf gewährleisten muss.

Sekundäre Hypotonie tritt auch als Folge von Schilddrüsenunterfunktion oder verschiedenen Herzkrankheiten auf. Auch Medikamente gegen Herzrhythmusstörungen, Depressionen und Bluthochdruck können ihn verursachen.

Die Symptome von niedrigem Blutdruck können Sie meist mit einfachen Maßnahmen lindern. Um den Kreislauf in Schwung zu bringen, empfiehlt sich vor allem Bewegung. Radfahren, Schwimmen, Joggen und jeder andere Ausdauersport kann das Wohlbefinden langfristig verbessern. Auch Wechselduschen regen die Durchblutung der Peripherie an, was die Beschwerden abklingen lässt.

Bei einem akuten Schwindelanfall aufgrund von Hypotonie sollten Sie sich sofort hinsetzen oder im Idealfall hinlegen. Im Liegen können Sie die Beine hoch lagern oder im 45-Grad-Winkel aufstellen und damit die Durchblutung des Gehirns fördern.

Trinken Sie außerdem ein großes Glas natriumhaltiges Mineralwasser und nehmen Sie etwas Traubenzucker zu sich.

Heilende Nahrung

Dem primären niedrigen Blutdruck können Sie auf natürliche Weise durch eine optimierte Ernährung entgegenwirken: Vitamin D, Vitamin B_5 (Pantothensäure), Natrium und Kalzium stabilisieren den Kreislauf.

Nahrungsmittel wie Hülsenfrüchte, Lakritze und Hafer regen die Cortisolproduktion im Körper an und regulieren somit den Blutdruck.

Außerdem hilft vermehrtes Trinken von Wasser, vor allem Mineralwasser, das reich an Natrium ist. Auch grüner Tee regt die Zirkulation an.

Bei niedrigem Blutdruck sollten Sie Ihr Essen kräftig würzen. Salzreiche Nahrung bindet Flüssigkeit im Körper, was das Blutvolumen in den Gefäßen vergrößert und den Blutdruck ansteigen lässt. Zugleich müssen Sie natürlich immer genug Flüssigkeit trinken! 2,5 bis 3 Liter pro Tag sollten es schon sein.

Rosmarinöl oder -tee eignet sich ebenfalls gut zur Behandlung von niedrigem Blutdruck, wobei der Tee auch eine gesunde Alternative zu Kaffee ist und Ihnen hilft, morgens schnell fit zu werden.

Heilende Smoothies (Rezepte jeweils für 4 Gläser à ca. 250 ml)

Nektarinen-Chia-Smoothie

Mit viel Kalzium und Vitamin B_5

300 g Nektarinen • 1 Banane • 2 EL Chia-Samen • 100 g Hafer • 40 g Mandeln • 1 Prise Stevia • 250 ml Haferdrink • ca. 200 ml Wasser

Für einen leistungsschwachen Mixer die Chia-Samen vor der Zubereitung etwa 30 Minuten im Haferdrink einweichen. Den Smoothie nach der Basisanleitung (ab Seite 35) zubereiten.

Berry loves Cabbage

Stabilisiert den Kreislauf

400 g Erdbeeren • 1 Apfel • 3 Grünkohlblätter • 100 g Brokkoli • 4 entsteinte Datteln • ca. 400 ml kalter Rosmarintee

Den Smoothie nach der Basisanleitung (ab Seite 35) zubereiten.

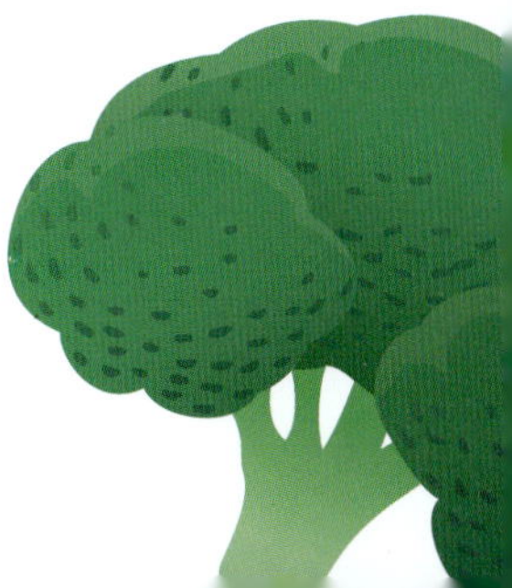

Mandel-Aprikosen-Drink

Cremig, sanft – ein Gesundgenuss voller Mineralstoffe und Vitamine

400 g Aprikosen • 100 g Mandeln • 1 Prise Stevia • 1 Prise Zimt • 400 g Joghurt oder veganer Joghurtersatz

Den Smoothie nach der Basisanleitung (ab Seite 35) zubereiten.

Cellulite/Cellulitis

Jede Frau kennt das Problem; aus eigener Anschauung oder aber, wenn sie Glück hat, nur aus den frustrierten Berichten ihrer Freundinnen: Die Rede ist von Orangenhaut, der verhassten Fettverteilungsstörung vor allem an den Oberschenkeln und am Po.

Symptome, Ursachen und Behandlung

An Oberschenkeln, Hüften und Po erscheinen bucklige Unregelmäßigkeiten, die entfernt an das Aussehen von Orangenschalen erinnern. Spätestens beim Zusammenschieben der Haut mit den Fingern zeigen sich die Dellen und Wellen.

Medizinisch gesehen handelt es sich bei Cellulite um eine Störung der Fettverteilung, bei der sich die im Unterhautfettgewebe liegenden Fettzellen vergrößern und das elastische Bindegewebe sichtbar nach außen drücken. Dagegen helfen kein Arzt und keine Medikamente. Orangenhaut ist ein rein kosmetisches Problem.

Cellulite liegen zwar oft »Sünden« wie mangelnde körperliche Betätigung und eine ungünstige Ernährung zugrunde, eine wichtige Rolle spielen jedoch auch die anatomischen Gegebenheiten: Bei Frauen hat das unter der Haut liegende Fettgewebe eine andere Bindegewebsstruktur als bei Männern, und diese begünstigt das Entstehen der Cellulite. Lagert sich durch Gewichtszunahme Fett ein oder lässt die Spannung der Haut mit zunehmendem Alter nach, kommt es zur Orangenhaut. Zudem haben manche Frauen eine erbliche Veranlagung zu schwachem Bindegewebe, was die Bildung der Dellen an Oberschenkeln und Po begünstigt.

Eine ärztliche Behandlung oder Therapie von Cellulite gibt es nicht, da sie kein wirkliches medizinisches Problem ist. Neben einer Optimierung der Ernährung sind ein gezieltes Training und ausreichend Bewegung für die Bein- und Gesäßmuskeln (Spazieren, Radfahren, Pilates …) empfehlenswert.

Äußerlich hilft Efeublätterextrakt, die Cellulite zu reduzieren.

Heilende Nahrung

Abnehmen kann dabei helfen, die Struktur des Bindegewebes zu festigen. Allerdings ist eine gezielte Gewichtsabnahme an Oberschenkeln und Po ziemlich schwierig, weshalb ein ganzheitlicher Ansatz notwendig ist.

Die Reduzierung der Cellulite bei Übergewicht ist nur ein möglicher Nebeneffekt des Abnehmens. Radikalkuren sollten Sie auf alle Fälle vermeiden, denn solche Abmagerungskuren strapazieren Ihr Bindegewebe zusätzlich und führen häufig zum gefürchteten Jo-Jo-Effekt. Wenden Sie sich lieber einer gesunden und aktiven Lebensweise zu. Bringen Sie möglichst viele natürliche Lebensmittel auf den Tisch und trinken Sie 2,5 bis 3 Liter Wasser am Tag, denn dies ist notwendig, um die Schadstoffe bei einer solchen Ernährungsumstellung auszuschwemmen.

Cellulite ist häufig ein Symptom für eine Übersäuerung des Körpers: Der Körper deponiert im Bindegewebe seine Mineralstoffvorräte. Benötigt er diese, um einen Überschuss an Säure zu neutralisieren, führt dies zu einer Entmineralisierung des Bindegewebes und zugleich auch zur Ablagerung von neutralisierten Schlacken. Aus dem Nährstoffdepot wird dadurch eine Abfalldeponie, und Cellulite kann eine der Folgen davon sein. Aus diesem Grund ist eine basische Ernährung bei vermehrter Cellulite ratsam. Vermeiden Sie daher säurebildende Lebensmittel wie weißen Zucker, weiße Mehle, tierisches Eiweiß, Kaffee, Softdrinks und Alkohol. Verstärken Sie zugleich Ihren Konsum von basenbildenden Nahrungsmitteln wie Obst und Gemüse, grünem Blattgemüse und Sprossen. Rein pflanzliche Smoothies sind dafür ideal, da sie voller Basenbildner stecken.

Da in der Orangenhaut Fett und Gewebswasser eingelagert werden, können Entschlacken und Entwässern das Übel an der Wurzel packen. Die reichliche Versorgung mit Kalium ist dabei besonders wichtig, denn dieses hat entschlackende Wirkung. Unter anderem sind Gurken, Brennnesseln, Vollkornreis und Kartoffeln (salzarm zubereitet!), Kürbis, Fenchel und Spargel hilfreich.

Vitamin C ist ebenfalls ein großer Verbündeter im Kampf gegen die Orangenhaut, und die Fettverbrennung regt es auch an. Konsumieren Sie Vitamin-C-reiche Lebensmittel wie Sanddorn, Erdbeeren, Papaya, Ananas, Kiwis, Chilischoten, Petersilie, Brokkoli und Mangos. Orangen sind übrigens nicht die besten Vitamin-C-Lieferanten. Rote Paprikas zum Beispiel haben fast den dreifachen Gehalt. Da es ein wasserlösliches Vitamin ist, sollten Sie Lebensmittel mit Vitamin C am besten roh oder schonend gedünstet verzehren.

Heilende Smoothies (Rezepte jeweils für 4 Gläser à ca. 250 ml)

Die Smoothie-Detoxkur (siehe ab Seite 87) kann Sie bei der Reduzierung von Cellulite unterstützen.

Scharfer Ananas-Smoothie

Farbenfrohe Vitamin-C-Bombe

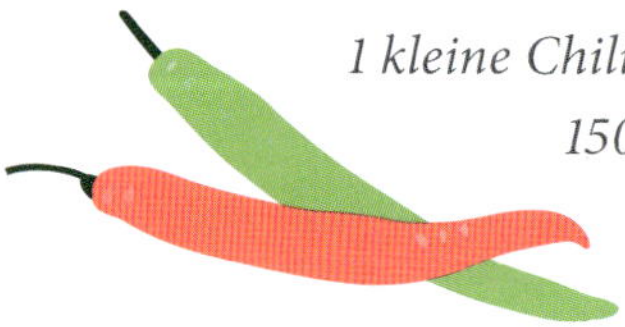

1 kleine Chilischote • ½ Ananas • ½ rote Paprika (entkernt) • 150 ml Sanddornsaft • ca. 350 ml Wasser

Die Chilischote je nach Geschmack von den Kernen befreien. Wer wenig Schärfe gewohnt ist, sollte alle Kerne entfernen. Den Smoothie nach der Basisanleitung (ab Seite 35) zubereiten.

Basenbildner-Smoothie

Wirkt stark alkalisch und steckt voll von Ballaststoffen, die trotz der wenigen Kalorien sättigen

2 grüne Äpfel • ½ Gurke • 1 kleine Handvoll Alfalfasprossen • ½ Fenchelknolle mit Grün • 3 Stängel Petersilie • 1 kleine Handvoll Gänseblümchen • ca. 400 ml Wasser

Den Smoothie nach der Basisanleitung (ab Seite 35) zubereiten.

Sweet like Honey

Ein leichter und entwässernder Sommer-Smoothie

1 Honigmelone (ca. 600 g Fruchtfleisch) • 200 g Erdbeeren • 1 Prise Zimt • ca. 200 ml Wasser

Das Wasser rechtzeitig kalt stellen oder Eiswürfel verwenden. Den Smoothie nach der Basisanleitung (ab Seite 35) zubereiten.

Meereszauber

Algen wie Spirulina wirken besonders basisch und entgiftend, zur Gewöhnung an den intensiven Geschmack sollten Sie jedoch mit geringen Mengen beginnen

300 g Erdbeeren • 1 Banane • 1 Handvoll Feldsalat • ½ Avocado • 1 TL Spirulina • ca. 500 ml Wasser

Den Smoothie nach der Basisanleitung (ab Seite 35) zubereiten.

Cholesterinspiegel, erhöhter (Hypercholesterinämie)

Ein erhöhter Cholesterinspiegel im Blut verursacht zunächst keine spürbaren Beschwerden, birgt jedoch auf Dauer das Risiko schwerwiegender Krankheiten.

Symptome, Ursachen und Behandlung

Ein erhöhter Cholesterinspiegel steigert die Gefahr von Arterienverkalkung, die zur koronaren Herzerkrankung (KHK) oder zum Herzinfarkt führen kann. Die Gefäßverengung kann auch die Beine betreffen und zur peripheren arteriellen Verschlusskrankheit (pAVK; Schaufensterkrankheit) führen. Wenn eine Arterie betroffen ist, die das Gehirn mit Blut und Sauerstoff versorgt, ist ein Schlaganfall (Hirninfarkt oder Apoplex) die Folge.

Bei einem Gesamtcholesterinspiegel (HDL plus LDL) von 250 ist das Herzinfarktrisiko verdoppelt. Bei einem Gesamtwert von über 300 ist es viermal so hoch wie bei Menschen mit normalem Cholesterinspiegel.

Es gibt mehrere Ursachen, die zu einem erhöhten Cholesterinspiegel führen können. Die Neigung zu Hypercholesterinämie wird oftmals vererbt. Verstärkend wirken äußere Faktoren wie fettreiche Ernährung, Bewegungsmangel, Übergewicht und übermäßiger Alkoholkonsum.

Bei der Standardtherapie wird zunächst versucht, den erhöhten Cholesterinspiegel durch Ernährungsumstellung und regelmäßige körperliche Bewegung zu senken. Liegen dem Problem andere Erkrankungen (zum Beispiel Diabetes) zugrunde, werden diese ebenfalls behandelt. Führen diese Maßnahmen nicht zum Erfolg, kommen spezielle Cholesterinsenker (Statine) zum Einsatz, die allerdings erhebliche Nebenwirkungen haben können.

Heilende Nahrung

Der Faktor Ernährung spielt die zentrale Rolle bei der Reduzierung eines erhöhten Cholesterinspiegels. Empfehlenswert ist eine cholesterin- und damit fettarme Ernährung. Sie sollten vor allem weniger tierische Lebensmittel mit einem hohen Gehalt an Cholesterin und gesättigten Fettsäuren konsumieren.

Meiden sollten Sie also Eigelb, Butter, Sahne, Innereien, fettes Fleisch und fette Wurst, fettreiche Milch und Milchprodukte sowie Süßwaren. Empfohlen werden hingegen Lebensmittel mit wenig gesättigten Fettsäuren wie Fisch und Geflügel (ohne

Haut) und solche mit mehrfach ungesättigten Fettsäuren, zum Beispiel pflanzliche Öle wie Lein-, Raps-, Sonnenblumen-, Distel- oder Walnussöl. Empfehlenswert und günstig für den Cholesterinspiegel ist außerdem Olivenöl, weil es große Mengen einfach ungesättigter Fettsäuren enthält.

Wenn Sie gar nicht auf Fleisch verzichten können, wählen Sie mageres Fleisch und ebensolche Wurstsorten. Zu empfehlen sind auch Milch und Joghurt (bis zu 1,5 Prozent Fett), Teigwaren ohne Eigelb und solche aus Hartweizen.

Generell sollten Sie Übergewicht vermeiden. Zur Prävention sollten Sie ballaststoffreiche Nahrungsmittel bevorzugen, zum Beispiel Vollkornprodukte, Kartoffeln, Obst und Gemüse, und zwar möglichst als Salat oder Rohkost.

Regelmäßige körperliche Aktivität führt in Kombination mit der richtigen Ernährung ebenfalls dazu, dass der Cholesterinspiegel sinkt, wobei der LDL-Spiegel (schlechtes Cholesterin) absinkt und der HDL-Spiegel (gutes Cholesterin) ansteigt.

Heilende Smoothies (Rezepte jeweils für 4 Gläser à ca. 250 ml)

Bei Übergewicht sind außerdem die dort genannten Ernährungstipps und Rezepte zu empfehlen (ab Seite 153).

Sunflower-Berry-Smoothie

Reich an mehrfach ungesättigten Fettsäuren, vor allem auch pflanzlichen Omega-3-Fettsäuren

350 g Heidelbeeren • 1 Banane • 2 EL Sonnenblumenkerne • 2 EL Leinsamen • ca. 500 ml Wasser

Für einen leistungsschwachen Mixer können Sie die Leinsamen und Sonnenblumenkerne zunächst schroten oder 1 Stunde in Wasser einweichen. Den Smoothie nach der Basisanleitung (ab Seite 35) zubereiten.

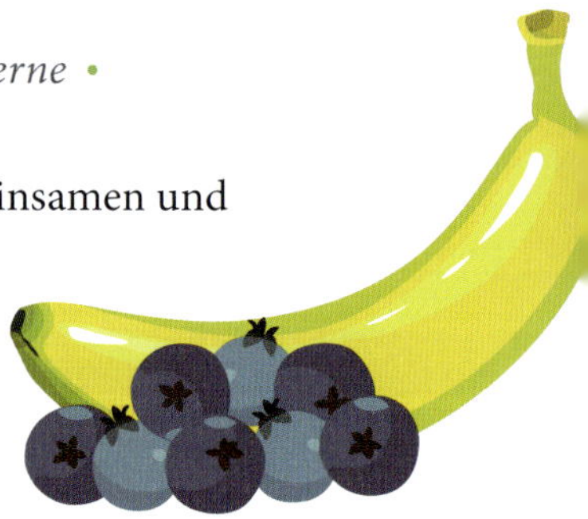

Dunkler Hafer-Smoothie

Sättigend und reich an Ballaststoffen

400 g Pflaumen • 100 g Haferflocken • 5 Datteln (entsteint) • 1 Prise Zimt • 200 ml Haferdrink • ca. 300 ml Wasser

Den Smoothie nach der Basisanleitung (ab Seite 35) zubereiten.

Orange Healer

Aktuelle Studien haben den positiven Effekt von Orangen auf das LDL-HDL-Verhältnis bewiesen

3 Orangen • 3 Feigen • 1 kleines Stück Ingwer (ca. 1 cm lang) • 2 grüne Kardamomkapseln • ca. 500 ml Wasser

Den Smoothie nach der Basisanleitung (ab Seite 35) zubereiten.

Floh im Glas

Flohsamen sind reich an löslichen Ballaststoffen

300 g helle Weintrauben • 2 Kiwis • 1 Handvoll Giersch • 2 EL Flohsamen • ca. 500 ml Wasser

Den Smoothie nach der Basisanleitung (ab Seite 35) zubereiten.

Depressionen, Stimmungsschwankungen

Als Depression im medizinischen Sinne bezeichnet man eine länger anhaltende psychische Erkrankung, die unter anderem geprägt ist durch gedrückte Stimmung, Verlust von Interesse, Antrieb und Lebensfreude sowie schnelle Ermüdung. Typisch sind eine Traurigkeit ohne benennbaren Grund oder auch ein innerer Zustand der Gefühllosigkeit oder Leere. Der Patient ist nicht in der Lage, sich aus eigener Kraft aus seinem Krisenzustand zu befreien. Sein privater wie beruflicher Alltag ist erheblich beeinträchtigt. Die Depression ist eine Erkrankung der Stimmungen und Gefühle, die mit modernen Psychotherapiemethoden – oft phasenweise in Kombination mit Medikamenten – meistens nachhaltig erfolgreich zu behandeln ist.

Symptome, Ursachen und Behandlung

Eine Depression kann sich in einer Vielzahl von seelischen und körperlichen Symptomen äußern:

- Verlust von Interesse und Freude an normalen Aktivitäten und Vergnügungen
- Appetitlosigkeit und Gewichtsabnahme
- Mangelnder Antrieb
- Schnellere Ermüdbarkeit, körperliche Abgeschlagenheit
- Schlafstörungen

- Verminderte Aufmerksamkeit und Konzentration
- Schuldgefühle
- Vermindertes Selbstwertgefühl und Selbstvertrauen
- Unentschlossenheit auch bei einfachen Entscheidungen
- Angst- und Panikzustände
- Negative Zukunftsgedanken
- Suizidgedanken
- Innere Unruhe
- Vermindertes sexuelles Interesse, Aussetzen der Monatsblutung, Impotenz, sexuelle Funktionsstörungen
- Muskelverspannungen, plötzlich einschießende Schmerzen
- Druckgefühl in Hals und Brust, Beengtheit im Hals (»Globusgefühl«)

Hinzu kommen körperliche Symptome wie Schwindel, Kopfschmerzen, Magen-Darm-Beschwerden, Luftnot, Herzrhythmusstörungen und so weiter, für die der Arzt keine organische Ursache finden kann.

An der Entstehung einer Depression sind mehrere Faktoren beteiligt. Entscheidend scheint die genetische Disposition zu sein. Angehörige ersten Grades von depressiven Patienten, zum Beispiel ihre Kinder oder Geschwister, haben ein verdoppeltes Risiko gegenüber anderen Patienten. Die genetische Disposition allein löst vermutlich keine Depression aus; weitere Faktoren wie die Lebensweise, das soziale Umfeld oder die Lebensgeschichte spielen eine wichtige Rolle.

Depressionen treten gehäuft im Zusammenhang mit belastenden Lebensereignissen auf: nach dem Tod eines nahestehenden Menschen, Trennung oder Scheidung, bei Arbeitsplatzverlust, materiellen Krisen, mangelnder sozialer Unterstützung, Vereinsamung, bedrohlichen Diagnosen, Suchterkrankungen (Alkohol, Tabletten, Drogen, Shoppingsucht, Messie-Syndrom) und vieles Weitere. All dies sind – einzeln oder in Kombination – ausschlaggebende Faktoren für Entstehung und Schweregrad der Depression. Auch hormonelle Umstellungen, zum Beispiel während der Wechseljahre oder nach einer Geburt, können Auslöser einer Depression sein.

Von der beschriebenen Art Depressionen unterscheidet man Formen mit einer körperlichen Ursache. Solche »sekundären Depressionen« können zum Beispiel eintreten aufgrund von unbehandelten Schilddrüsenerkrankungen, Hormonstörungen, Morbus Parkinson, Gehirntumoren oder Herzmuskelschwäche. Zu den möglichen

Ursachen zählen auch die Nebenwirkungen von Medikamenten wie Betablockern, Kortison und einigen Antibiotika. Auch der natürliche Alterungsprozess kann eine Symptomatik auslösen, die Altersdepression.

Die Behandlung zielt auf die vollständige Rückbildung der Symptomatik sowie die Vorbeugung gegen Rückfälle ab. Jede Behandlung wird individuell mit dem Betroffenen abgestimmt und hängt vom Schweregrad und bisherigen Verlauf der Erkrankung sowie von seinen Wünschen ab. Psychotherapie und die medikamentöse Therapie mit Antidepressiva sind gängige und Erfolg versprechende Methoden. Bei körperlich verursachten Depressionen steht zunächst die Behandlung der Grunderkrankung im Vordergrund. Insbesondere bei Selbstmordgefahr und/oder häuslicher Verwahrlosung sollte der Erkrankte am besten in einer Klinik behandelt werden.

Lichttherapie: Die Wirksamkeit der Behandlung mit Licht ist bei der kleinen Gruppe der saisonal abhängigen Depressionen belegt, der sogenannten Winterdepression. Bei der Behandlung sitzt der Patient 30 bis 40 Minuten täglich weniger als 80 Zentimeter entfernt und mit offenen Augen vor einer speziellen Lichtquelle. Auch die Gabe von Vitamin D kann bei saisonabhängigen Depressionen helfen. Sie können Ihren Vitamin D-Spiegel per Blutbild vom Hausarzt messen lassen.

Bewegung: Regelmäßige körperliche Aktivität in Maßen kann den Betroffenen sehr dabei unterstützen, Antriebslosigkeit und Ermüdung zu überwinden. Außerdem steigert Sport das Wohlbefinden, regt die Ausschüttung von Glückshormonen an, verbessert durch Erfolgserlebnisse das Selbstwertgefühl und lindert zusammen mit anderen Therapien die Symptome.

Heilende Nahrung

Beobachtungen weisen darauf hin, dass die Gabe von Magnesium zur Besserung beitragen kann. Auch Omega-3-Fettsäuren und Zink können unterstützend wirken. Wichtig ist eine eiweißreiche Ernährung, in der die Vorstufe für das Gute-Laune-Hormon Serotonin enthalten ist, die Substanz Tryptophan.

Erhöhen Sie außerdem Ihren Konsum von:

- Nahrungsmitteln, die reich an B-Vitaminen sind, denn diese verbessern die Nervenfunktion. Vor allem Folsäure ist von großer Bedeutung. Für den Mixer geeignete gute Quellen sind Spinat, Grünkohl, Feldsalat, Kirschen, Erdbeeren, Haferflocken, Erdnussbutter und Kürbiskerne.

- Kräutern, die entspannend wirken, den Schlaf fördern und Stress und Angstzuständen entgegenwirken: unter anderem Gurkenkraut, Helmkraut, Johanniskraut, Kamille, Zitronenmelisse.
- Bananen, denn sie enthalten viel Pottasche und Magnesium sowie reichlich Tryptophan – ideal bei hoher Belastung und leichter Depression.
- Kokosnüssen wegen ihrer mittelkettigen Triglyceride. Diese wirken sich positiv auf die Stimmung aus.
- Nüssen und Samen, die viel Omega-3-Fettsäuren enthalten. Diese haben einen positiven Effekt bei Depressionen. Vor allem Walnusskerne haben sich in Studien aufgrund ihres hohen Linolensäuregehalts als starke Helfer gegen Niedergeschlagenheit erwiesen.
- Reinem Kakao, der natürliche Antidepressiva und Phenethylamin enthält. Seine Inhaltsstoffe machen wirklich glücklich(er) – vor allem wenn er nicht in einer Schokoladentafel voll von raffiniertem Zucker steckt, sondern in einem gesunden Smoothie aus natürlichen Zutaten.

Heilende Smoothies (Rezepte jeweils für 4 Gläser à ca. 250 ml)

Die Ernährungstipps und Rezepte gegen Angstzustände (ab Seite 54), Stress und Burn-out-Syndrom (ab Seite 150) sowie Müdigkeit und chronisches Erschöpfungssyndrom (ab Seite 127) können Sie unterstützend heranziehen.

Vanilla Cherry

Mit einer Extraportion Magnesium dank Banane und Sesam

400 g Kirschen (entsteint) • 1 Banane • 1 ganze Vanilleschote • 1 EL Sesam • 200 ml Kokosmilch • ca. 300 ml Wasser

Den Smoothie nach der Basisanleitung (ab Seite 35) zubereiten.

Harmony-Smoothie

Beruhigt, zentriert und gibt neue Kraft

2 Mangos • 2 Aprikosen • 1 Handvoll Feldsalat • 1 kleine Handvoll frische Kamille • 2 grüne Kardamomkapseln • 1 TL Johanniskraut • ca. 500 ml kalter Kamillentee

Den Smoothie nach der Basisanleitung (ab Seite 35) zubereiten.

Schokoladiger Bananen-Smoothie

Soulfood, das einfach glücklich macht

3 Bananen • ½ Avocado • 1 EL ungesüßtes Kakaopulver • 3 Datteln (entsteint) • 2 grüne Kardamomkapseln • 200 ml Mandeldrink • ca. 300 ml Wasser

Den Smoothie nach der Basisanleitung (ab Seite 35) zubereiten.

Diabetes Typ 2

Als Diabetes mellitus (Zuckerkrankheit) bezeichnet man eine Stoffwechselstörung, bei welcher der Blutzuckerwert dauerhaft zu hoch ist. Weil die Aufnahme von Glukose (Zucker) aus dem Blut in die Körperzellen gestört ist, sind diese mit Energie unterversorgt, und die Zuckerkonzentration im Blut ist zu hoch. Dieser liegt normalerweise im nüchternen Zustand unter 100 mg/dl (Milligramm je Deziliter) und steigt nach dem Essen auf höchstens 140 mg/dl an. Ein zu spät erkannter oder schlecht eingestellter Diabetes birgt das Risiko schwerer Begleit- und Folgeerkrankungen.

Unterschieden werden im Wesentlichen zwei Formen: Bei dem zweithäufigsten Diabetes Typ 1, einer Autoimmunerkrankung, schädigt das Immunsystem die Inselzellen der Bauchspeicheldrüse, die das Hormon Insulin produzieren. Bei der häufigsten Form Diabetes Typ 2 hingegen reagieren die Körperzellen vermindert oder ungenügend auf das Schlüsselhormon Insulin (Insulinresistenz).

Symptome, Ursachen und Behandlung

Bei Diabetes Typ 2 treten die Anzeichen, unter anderem Müdigkeit und Leistungsminderung, meist langsam und uncharakteristisch auf, weshalb diese Krankheitsform oft nur durch Zufall erkannt wird. Diabetes Typ 2 tritt häufig zusammen mit Übergewicht, Bluthochdruck und erhöhten Blutfettwerten auf.

Anzeichen für eine Vorform des Diabetes (Prädiabetes) sind:

- Verstärkter Durst, häufiger Harndrang
- Trockene, juckende Haut
- Verschwommenes Sehen
- Schlecht heilende Wunden und Prellungen
- Erhöhte Anfälligkeit für Infektionen

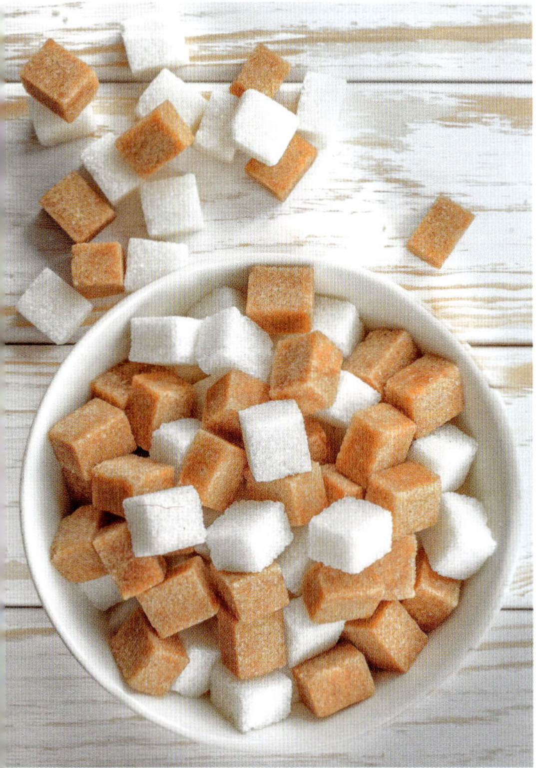

Ob weiß oder braun: Zucker möglichst meiden

- Rotes, geschwollenes, weiches Zahnfleisch (Parodontitis); Zahnfleischbluten
- Anhaltendes Hungergefühl
- Müdigkeit
- Reizbarkeit
- Kribbeln und Taubheitsgefühle in Händen und Füßen
- Erektile Dysfunktion und Verlust der Libido
- Bauchbetontes Übergewicht
- Fettleber

Der chronisch erhöhte Blutzuckerspiegel kann Folgeerkrankungen unter anderem der Nieren, Augen, Nerven und Herzkranzgefäße verursachen. Sie entwickeln sich bei vielen Typ-2-Diabetikern, bevor der Diabetes erkannt wird.

Der Auslöser ist ein ständiger Nährstoff- und Insulinüberschuss, eng verzahnt mit Bewegungsmangel, der zu schlappen Muskelzellen führt. Der Zuckerüberschuss im Blut löst entsprechend starke Insulinausschüttungen aus (Hyperinsulinämie). Dabei entgleisen Funktionseinheiten in den Körperzellen und überhitzen sich. Gleichzeitig wird der Fettabbau gestoppt. Im Lauf der Zeit werden die Zellen resistent für das Schlüsselhormon Insulin, das dazu dient, die Energie aus der Nahrung in die Zellen zu schleusen. Die Zellen machen also dicht, und weiterhin herrschen Zucker- und Insulinüberschuss im Blut. Die Folge: Der Zucker wird in die unendlich dehnbaren Fettzellen gedrückt, und man wird dick und dicker. Abnehmen wird wegen des hohen Insulinspiegels im Blut, der den Fettabbau blockiert, schwierig bis unmöglich.

Die Behandlung von Diabetes Typ 1 besteht im Spritzen des fehlenden Insulins. Diabetes Typ 2 kann durch gesunde Ernährung, Gewichtsabnahme und verstärkte körperliche Aktivität wesentlich gebessert werden. Reicht dies nicht aus, um den Blutzucker auf einen akzeptablen Wert zu senken, werden üblicherweise Tabletten (orale Antidiabetika) oder eine Insulintherapie verschrieben.

Heilende Nahrung

Laut Dr. med. Detlef Pape, einem renommierten Ernährungsmediziner und Diabetesexperten, ist Abnehmen die Methode der Wahl für jeden Typ-2-Diabetiker, der noch eine Restmenge an Insulin produziert. Damit besteht auch die Hoffnung, dass sich die Behandlung künftig mit weniger Medikamenteneinsatz gestalten lässt. Ziele sind die langfristige Steigerung der Insulinverwertung des Körpers, die Senkung des Blutzuckerspiegels durch Bewegung und den daraus resultierenden Energieverbrauch der Muskeln sowie nachhaltige Gewichtsabnahme zur Reduzierung des Insulinbedarfs. Übergewicht steigert diesen, weshalb Abnehmen indirekt zur Senkung des Blutzuckerspiegels beiträgt. Normalerweise reicht für eine dauerhafte Wirkung eine Gewichtsabnahme von etwa fünf Prozent innerhalb von sechs bis zwölf Monaten aus. Eine monatliche Gewichtsabnahme von einem bis zwei Kilogramm ist ausreichend.

Empfehlungen der Naturheilkunde sind Aloe vera, Gymna-Pflanze (gilt in Indien traditionell als das Insulin der Natur), Bockshornklee, Brennnessel, Stevia, Bittermelone, Kaktusfeige, grüner Tee, Knoblauch, Zimt, Kakao, Chufas (Erdmandeln), Sauerkraut und Essig.

Kokosöl ist außerdem empfehlenswert, vor allem bei Diabetes Typ 2. Erste Studien belegen einen positiven Effekt beim Abnehmen sowie auf den Blutzuckerspiegel. Grund dafür sind die kurz- und mittelkettigen Fettsäuren, die vom Körper schnell zu Energie verarbeitet werden und so zum einen nicht direkt auf den Hüften landen und zum anderen nicht den Blutzucker hochschnellen lassen.

INFO GYMNA-PFLANZE

Die Asclepiadacaesäure aus der Gymna-Pflanze ist in Indien als »Insulin der Natur« seit Langem bekannt und geschätzt. In klinischen Tests der Substanz an einer Gruppe von Typ-2-Diabetikern mit einem HbA1c von 10 oder höher zeigte sich binnen kurzer Zeit im Durchschnitt eine deutliche Senkung von 246 auf 178 mg/dl. Zwei Stunden nach der Mahlzeit waren die Blutzuckerwerte um 28 Prozent verringert. Untersuchungen haben ferner deutliche Hinweise darauf ergeben, dass die Asclepiadacaesäure die einzigartige Fähigkeit besitzt, geschädigte oder zerstörte insulinerzeugende Zellen wiederzubeleben.

Heilende Smoothies (Rezepte jeweils für 4 Gläser à ca. 250 ml)

Bei Übergewicht sind außerdem die dort genannten Ernährungstipps und Rezepte zu empfehlen (ab Seite 153).

Berrylicious

Die Chlorogensäure und die Polyphenole aus Heidelbeeren senken den Blutzuckerspiegel

400 g Heidelbeeren • 1 Apfel • 1 Handvoll Brennnesseln • 2 TL Gerstengraspulver • 1 EL Kokosöl • 1 Prise Zimt • 1 Prise Stevia • ca. 500 ml Wasser

Den Smoothie nach der Basisanleitung (ab Seite 35) zubereiten.

Kakao-Birnen-Smoothie mit Matcha

Mandeln senken den Blutzuckerspiegel

3 Birnen • 50 g Mandeln • 2 EL ungesüßtes Kakaopulver • 1 Vanilleschote • 2 TL Kokosöl • 1 EL Matcha • 1 Prise Stevia • 200 ml Mandeldrink • ca. 300 ml Wasser

Den Smoothie nach der Basisanleitung (ab Seite 35) zubereiten.

Apfel-Sellerie-Smoothie

Ein leichter Smoothie für jeden Tag

½ Gurke • 2 Äpfel • 3 Stangen Sellerie • 1 EL Flohsamen • 1 Prise Stevia • ca. 400 ml Wasser

Den Smoothie nach der Basisanleitung (ab Seite 35) zubereiten.

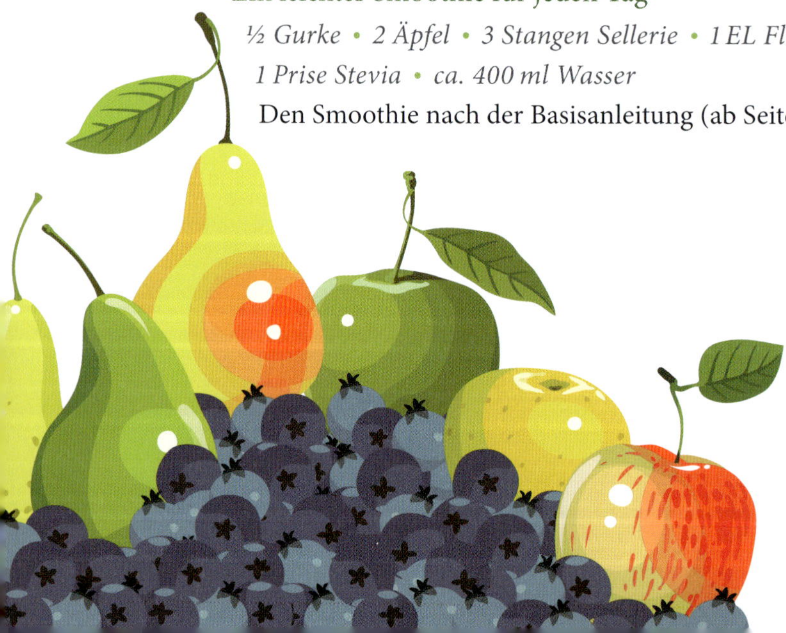

SPECIAL: Detoxfasten mit Smoothies

Detoxfasten mit Smoothies schlägt zwei Fliegen mit einer Klappe: Zum einen entgiften Sie sich mit dieser Kur, zum anderen regulieren Sie Ihren Säure-Basen-Haushalt. Und Sie müssen dabei nicht hungern, denn auf dem Programm stehen mehrere leckere Smoothies.

Bereiten Sie sich auf die Fastenkur vor. Zunächst sollten Sie Ihre Vorräte »entsäuern«: Eier, Milchprodukte, Fisch oder Fleisch bitte aus Ihrem Kühlschrank verbannen, also verbrauchen oder verschenken. Wenn Sie Kaffee lieben, verzichten Sie am besten schon einige Tage vor Beginn der Fastenwoche auf Ihren Muntermacher.

Decken Sie sich mit ein paar basischen Grundnahrungsmitteln ein, etwa Kräutertees und gutem Wasser, hochwertigen Pflanzenölen, veganen Gemüsebrühwürfeln, frischen Kräutern, Äpfeln und Bananen. Kaufen Sie Obst, Salat oder Gemüse möglichst frisch, weil die Ware dann mehr Vitamine und Mineralstoffe enthält. Denken Sie auch daran, dass sich Ihr Darm umstellen muss. Sie sollten deshalb vor Beginn der Fastenkur zwei Entlastungstage einlegen, in denen Sie schon anfangen, verstärkt Obst und Gemüse zu essen und reichlich zu trinken. Außerdem sollten Sie sich darauf einstellen, dass Sie am ersten Fastentag mit einem Darmreinigungsprogramm beginnen. Fangen Sie mit der Fastenwoche am besten an einem Wochenende an.

Basenbildner aus der Natur

Die folgende Liste können Sie als Einkaufshilfe verwenden.
Basisches Obst: Ananas, Äpfel, Aprikosen, Avocados, Bananen, Beerenfrüchte, Birnen, Clementinen, Cranberrys, frische Datteln, frische Feigen, Grapefruits, Kirschen (sauer oder süß), Kiwis, Limetten, Litschis, Mangos, Orangen, Papaya, Pfirsiche, Pflaumen, Quitten, Sternfrüchte, Wassermelonen, Zitronen
Basisches Gemüse: Algen, Artischocken, Auberginen, Blattsalate, Blumenkohl, grüne Bohnen, Brokkoli, Chicorée, Chinakohl, frische Erbsen, Fenchel, Frühlingszwiebeln, Grünkohl, Gurken, Karotten, Kartoffeln, Knoblauch, Kohlrabi, Kürbis, Lauch, Mangold, Okraschoten, Oliven, Paprikaschoten, Pastinaken, Petersilienwurzeln, Pilze, Radicchio, Radieschen, Rettich (weiß oder schwarz), Romanesco, Rosenkohl, Rote Bete, Rotkohl, weiße Rübchen, Schalotten, Schwarzwurzeln, Spargel, Spinat, Spitzkohl, Staudensellerie, Süßkartoffeln, Tomaten, Weißkohl, Wirsing, Zucchini, Zwiebeln
Zugaben: Kräuter und Gewürze, Sprossen und Keime, Nüsse und Samen

Die vier Schritte des Smoothie-Fastens

Schritt 1: zwei Entlastungstage

- Essen Sie dreimal am Tag gerade so viel, dass Sie satt sind.
- Kauen Sie langsam; so werden Sie leichter satt.
- Trinken Sie mindestens zwei Liter Wasser und Kräutertee am Tag.
- Verzichten Sie auf Alkohol, Koffein und Nikotin.
- Bereiten Sie Ihr Gemüse bissfest zu oder essen Sie Rohkost.
- Schalten Sie einen Gang runter und kommen Sie zur Ruhe.
- Gehen Sie täglich an die frische Luft und bewegen Sie sich ausgiebig!
- Versuchen Sie, vor Mitternacht ins Bett zu gehen, möglichst gegen 22 Uhr.

Schritt 2: Darmreinigung

Selbst wenn Sie sich täglich entleeren können, kann Ihr Darm träge und überfordert oder durch Fehlernährung geschädigt sein. Das merken Sie dann, wenn Sie beim veganen Smoothie-Fasten vermehrt ballaststoffreiches, die Darmfunktion anregendes Obst und Gemüse zu sich nehmen und dann öfter auf die Toilette müssen.

Außerdem löst das Aufeinandertreffen der Rückstände im trägen Darm mit der darmanregenden Frischkost häufig Blähungen aus. Sabine Wacker, eine auf Entgiftungstherapien spezialisierte Heilpraktikerin, empfiehlt deshalb in ihrem Buch »Basenfasten«, während der Kur den Darm sogar dreimal zu reinigen: »einen Tag vor dem oder am ersten Basenfastentag, am dritten oder vierten Tag der Kur und am letzten Tag noch einmal«.

Dafür gibt es zwei Methoden: Sie können Glaubersalz verwenden (als *Natrium sulfuricum* in jeder Apotheke erhältlich): 40 Gramm Glaubersalz in einem halben Liter lauwarmem Wasser auflösen und den Saft einer kleinen halben Zitrone dazugeben. Die Lösung trinken und noch einige Gläser reines stilles Wasser nachtrinken. Glaubersalz schmeckt stark nach Salz. Die Alternative Bittersalz (erhältlich in der Apotheke als Brausesalz/FX-Passage-Salz) schmeckt nach Zitrone und wirkt genauso.

Sollte Ihnen die Darmreinigung mit Salz unangenehm sein, etwa weil Sie den Salzgeschmack nicht mögen, kommt ein Einlauf infrage: Nötig ist dafür ein Gerät für Klistiere (Irrigator), das Sie mit warmem Wasser (37 Grad) füllen. Gehen Sie vor wie in der Gebrauchsanweisung beschrieben. Ist das Wasser im Darm, sollten Sie – am besten nahe bei Ihrer Toilette – im Liegen abwarten. Sabine Wacker rät, den Vorgang ein- bis dreimal zu wiederholen, »bis Sie das Gefühl haben, gut entleert zu sein«.

Schritt 3: sieben Smoothie-Fastentage

Ersetzen Sie während der Fastentage alle Mahlzeiten und Zwischenmahlzeiten durch Smoothies. Dazu können Sie verschiedene Smoothies jeweils in größeren Mengen zubereiten und über den Tag verteilt konsumieren. Sie müssen sich nicht an einen strikten Speiseplan oder feste Smoothie-Zeiten halten. Lassen Sie sich von Ihrem Bauchgefühl leiten und trinken Sie Smoothies, wann immer Hunger aufkommt. Mindestens einen Liter pro Tag sollten Sie jedoch konsumieren.

Um die Detoxwirkung der Smoothies zu maximieren, sollten Sie diese möglichst nur aus Obst, Gemüse, Sprossen und Wasser zubereiten. Den Verzehr von Nüssen und Samen sowie Kuhmilch oder veganen Milchalternativen sollten Sie während der Kur meiden oder zumindest minimieren. Wenn Sie mit Hunger kämpfen, können Sie Ihre Smoothies mit etwas Avocado, Banane oder Kokosöl zubereiten.

Abgesehen von den Smoothies können Sie Kräutertees und frisch gepresste Säfte sowie reines Wasser trinken. Meiden Sie jegliche Getränke mit Zucker oder künstlichen Inhaltsstoffen. Auch Alkohol und Kaffee gehören nicht in die Fastenzeit.

Sollten Sie ein besonders starkes Verlangen nach etwas Warmem empfinden, dürfen Sie eine Gemüsebrühe genießen, im Idealfall frisch zubereitet, sonst mit hochwertigen veganen Brühwürfeln.

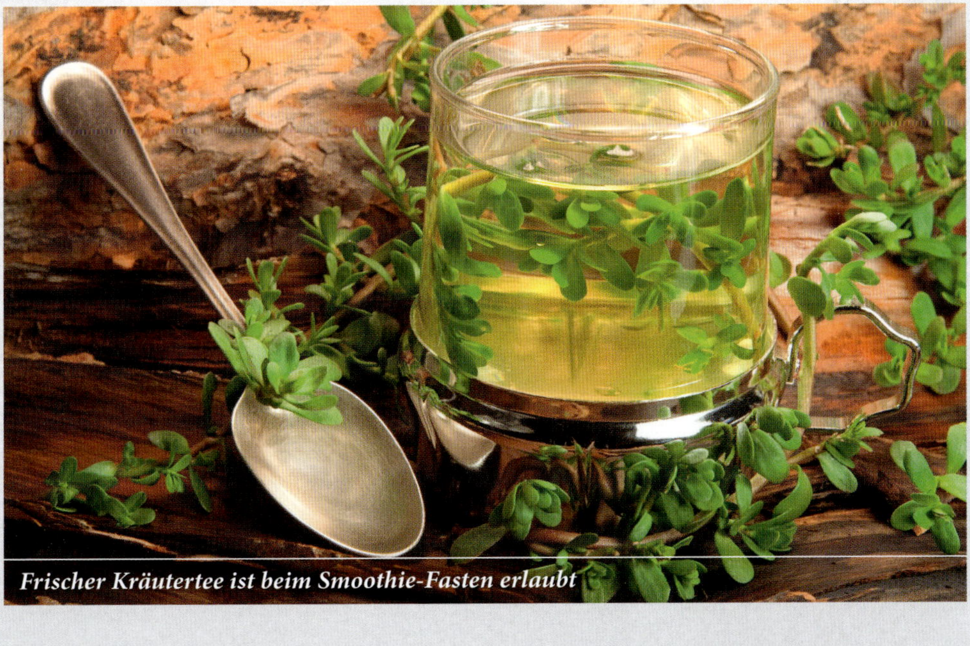

Frischer Kräutertee ist beim Smoothie-Fasten erlaubt

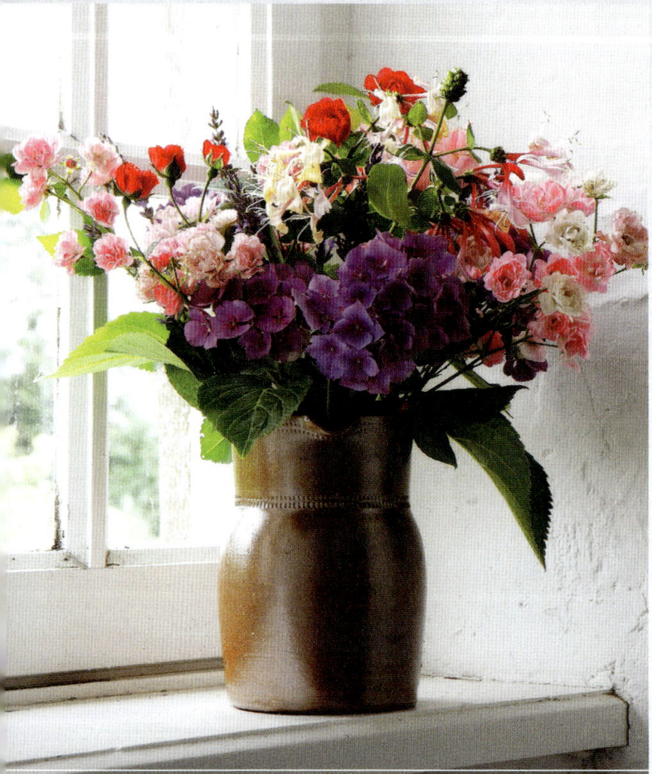
Belohnen Sie sich – wie wär's mit einem Blumenstrauß?

Schritt 4: drei Aufbautage

In diesen drei Tagen sollten Sie sich weiterhin Zeit nehmen, um an die frische Luft zu kommen, und sich Ruhepausen gönnen. Sie sollten das Essen mit allen Sinnen genießen, ausgiebig kauen und während und zwischen den Mahlzeiten reichlich trinken. Und am allerwichtigsten: Gewöhnen Sie Ihren Körper langsam an den neuen Rhythmus und kochen Sie frisch und mit hochwertigen Zutaten.

Ganzheitlich fasten

Als Begleitprogramm gehört viel Bewegung zur Detoxkur. Sie können spazieren gehen, schwimmen, joggen, wandern, walken, Rad fahren oder was Ihnen sonst Spaß macht.

Zum Fasten gehört auch Entschleunigen: Sie können zum Beispiel in der Fastenwoche relaxende Basenbäder nehmen. Basenpulver dafür gibt es in vielen Drogeriemärkten und in Apotheken. Auch ein Saunabesuch oder Massagen können hilfreich sein. Bleiben Sie bei Ihrem Zubettgehritual und nehmen Sie die letzte Trinkmahlzeit möglichst mindestens drei Stunden vor der Nachtruhe zu sich.

Bauen Sie Stress ab, vermeiden Sie alle Hektik und werfen Sie auch Ihren seelischen Ballast ab. Negative Gefühle haben eine ähnliche säuernde Wirkung wie die Säurebildner im Essen. Konflikte mit dem Chef, dem Partner oder Kollegen sollten Sie deshalb ansprechen und möglichst auflösen.

Wie können Sie sich selbst belohnen? Wann haben Sie sich zuletzt Blumen gegönnt? Wie wär's mit einem Tag in den Bergen, am Strand, im Wald? Könnten Sie nicht mal wieder ins Kino, ins Theater oder in die Oper gehen? Mit anderen Worten: Tun Sie sich regelmäßig etwas Gutes, macht Fasten (noch) mehr Freude.

Smoothies für die Fastenzeit

Neben den hier vorgestellten Rezepten sind alle Healing Smoothies verwendbar, die wenig oder keine Milchalternativen, Nüsse, Keime und Samen enthalten.

Black Detox Smoothie

Aktivkohle unterstützt den Körper bei der Entgiftung

2 Bananen • ½ Avocado • 1 Handvoll Spinat • 1 Tablette Aktivkohle • 1 EL Weizengraspulver • ca. 500 ml Wasser

Den Smoothie nach der Basisanleitung (ab Seite 35) zubereiten.

Mango-Spirulina-Smoothie

Spirulina beschleunigt die Entgiftung

2 Mangos • 3 Grünkohlblätter • 1 kleine Handvoll Löwenzahn • 1 TL Spirulina • 1 Prise Stevia • ca. 500 ml Wasser

Den Smoothie nach der Basisanleitung (ab Seite 35) zubereiten.

Wilde Ananas

Wildkräuter sind die perfekten Detoxgefährten aus der Natur

½ Ananas • 1 Apfel • 1 kleine Handvoll Wildmalve (alternativ Giersch) • 3 Stängel Basilikum • 1 kleines Stück Ingwer (ca. 1 cm lang) • 1 Prise Stevia • ca. 500 ml Wasser

Den Smoothie nach der Basisanleitung (ab Seite 35) zubereiten.

Happy Sprouts

Mit der reinigenden Wirkung von Sellerie

4 Pfirsiche • 100 g Litschis • 1 kleine Handvoll Alfalfasprossen • 3 Stangen Sellerie • ca. 500 ml Wasser

Den Smoothie nach der Basisanleitung (ab Seite 35) zubereiten.

Citrus Detox

Ein erfrischender Smoothie, der Gifte ausschwemmt

3 Orangen • 2 Mandarinen • 1 Limette • 1 kleines Stück Ingwer (ca. 1 cm lang) • 500 ml Kokoswasser

Den Smoothie nach der Basisanleitung (ab Seite 35) zubereiten.

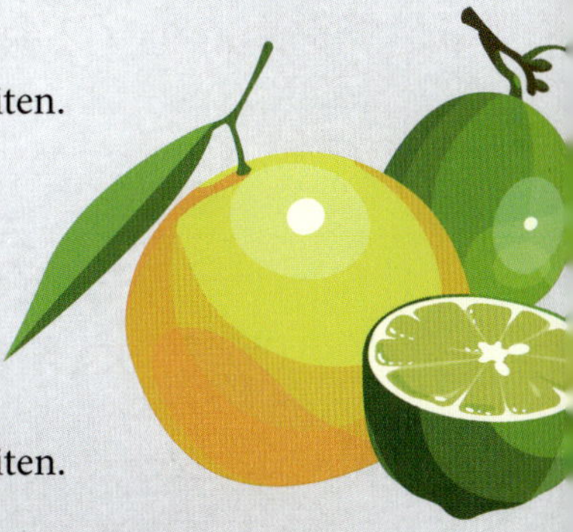

Durchfall (Diarrhoe)

Das Auftreten von wässrigem Stuhl nennt man Durchfall (Diarrhoe). Er ist wie die Verstopfung (siehe ab Seite 159) keine Krankheit, sondern nur ein Symptom.

Symptome, Ursachen und Behandlung

Man unterscheidet akuten und Reisedurchfall, chronischen und infektiösen Durchfall. Eine Ursache ist eine funktionelle Schädigung der Darmschleimhaut, die dem Darminhalt sonst Wasser entzieht. Der Stuhl wird dann nicht oder nur mangelhaft eingedickt. Zu Durchfall können grundsätzlich diese Störungen führen:

- Vegetative Überreizung durch starke Aufregung, Lampenfieber oder Angst
- Unverträgliches wie unreifes Obst oder neuer Wein, ungewohnte Kost im Ausland
- Infektionen mit Bakterien, Viren oder Salmonellen durch verdorbene Lebensmittel oder verseuchtes Wasser
- Überforderter Darm wegen ungünstiger Ernährungsweise (Leaky-Gut-Syndrom, Dünndarmentzündung)
- Eine Strukturveränderung der Darmwand durch Divertikel (Ausstülpungen)
- Nahrungsmittelunverträglichkeiten
- Akute Bauchspeicheldrüsenentzündung
- Nieren- oder Nierenbeckenentzündung
- Falsche Zusammensetzung der Darmflora
- Einnahme von Antibiotika oder Zytostatika (das Zellwachstum hemmende Medikamente)
- Missbrauch von Abführmitteln

Verordnen Sie sich bei akutem Durchfall einen oder zwei Tage Bettruhe. Legen Sie sich eine heiße Wärmflasche auf den Bauch oder machen Sie sich einen warmen Bauchwickel. Halten Sie Ihre Füße warm.

Heilende Nahrung

Vermeiden Sie alles, was den Magen-Darm-Trakt unnötig reizt, insbesondere industriell stark verarbeitete Lebensmittel und schwer verdauliche Kost. Trinken Sie sehr reichlich und führen Sie sich Mineralien zu, um die Verluste an Flüssigkeit und Mineralstoffen zu kompensieren.

Trinken Sie vor allem stilles Wasser. Auch Kamillen- und Fencheltee sind wegen ihrer beruhigenden Wirkung auf den Magen zu empfehlen. Dies gilt auch für Johannisbeer- und Karottensaft. Mit frisch gekochter Gemüsebrühe können Sie sich sowohl Flüssigkeit als auch Mineralien zuführen.

Wenn Sie einen basischen Smoothie wieder vertragen und kein Durchfall mehr auftritt, können Sie zu magenfreundlicher Normalkost zurückkehren. Leichte Suppen, Kartoffelbrei und Haferschleim eignen sich gut für Mahlzeiten in den ersten Tagen.

Natürliche Lebensmittel gegen Durchfall:

- Möhren und Flohsamen binden Flüssigkeit im Darm.
- Auch der Ballaststoff Pektin aus Äpfeln, Zitrusschalen und Aprikosen quillt im Darm auf und bindet Wasser.
- Bananen stopfen leicht und enthalten wichtige Mineralien.
- Die Gerbstoffe aus Heidelbeeren führen dazu, dass sich die Darmschleimhaut zusammenzieht und weniger Flüssigkeit abgibt.
- Auch Tee aus Brombeerblättern und Haferbrei sind bei Durchfall empfehlenswert.

Heilende Smoothies (Rezepte jeweils für 4 Gläser à ca. 250 ml)

Apfel-Karotten-Smoothie mit Melisse

Melisse beruhigt den Magen-Darm-Trakt, Apfelpektin bremst Durchfall

2 Äpfel • 1 Karotte • 4 Stängel Zitronenmelisse •
200 ml Karottensaft • ca. 300 ml Wasser

Für einen leistungsschwachen Mixer die Karotte raspeln. Den Smoothie nach der Basisanleitung (ab Seite 35) zubereiten.

Heidelbeer-Bananen-Smoothie mit Flohsamen

Kokoswasser gleicht den Elektrolythaushalt aus

300 g Heidelbeeren • 2 Bananen • 1 EL Flohsamen •
1 Prise Zimt • 300 ml Kokoswasser • ca. 200 ml Wasser

Den Smoothie nach der Basisanleitung (ab Seite 35) zubereiten.

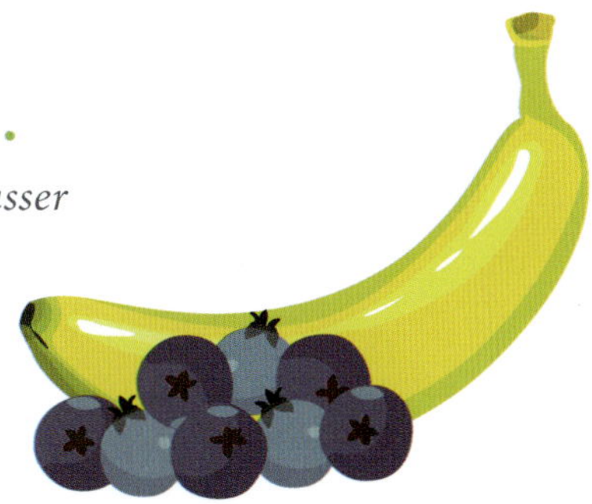

Aprikosen-Kardamom-Smoothie

Kardamom beruhigt und stärkt den Magen, Pektin aus Aprikosen und Orange wirkt dem Durchfall entgegen

1 Orange • 400 g Aprikosen • 50 g Haferflocken • 3 entsteinte Datteln • 3 grüne Kardamomkapseln • 250 ml Haferdrink • ca. 250 ml Wasser

Den Smoothie nach der Basisanleitung (ab Seite 35) zubereiten.

Entzündungen

Infektionen mit Krankheitserregern wie Bakterien, Viren, Pilzen oder Parasiten können Entzündungen hervorrufen. Dabei werden Zellen und Gewebe infolge einer Immunreaktion geschädigt. Der Körper versucht, den auslösenden Reiz zu beseitigen und einen Heilungsprozess einzuleiten. Eine lokale Entzündung, die zunächst auf bestimmte Körperregionen beschränkt ist, kann sich auch auf den gesamten Organismus ausbreiten.

Symptome, Ursachen und Behandlung

Die vermehrte Durchblutung und die ausgeschütteten Botenstoffe führen an der betroffenen Körperstelle zu Beschwerden. Die klassischen fünf Entzündungszeichen sind Schmerz *(dolor),* Wärme bzw. Überwärmung *(calor),* Rötung *(rubor),* Schwellung *(tumor)* und Funktionsbeeinträchtigung *(functio laesa).*

Um überhaupt in den Körper zu gelangen, müssen die Erreger dessen Barrieren aus Haut, Schleimhäuten, Speichel, Magensäure, Tränenflüssigkeit und/oder Nasensekret überwinden. Ist es Keimen gelungen, diese Grenzen zu durchdringen, zum Beispiel durch eine Verletzung der Haut, beginnt die Arbeit des Immunsystems. Es bringt Eiweiße und Fresszellen (Phagozyten) zum Einsatz, die die Erreger zerteilen und auf ihrer Oberfläche mit Antigenen markieren. Weitere Abwehrzellen erkennen die Erreger dann als körperfremde Eindringlinge.

Nun kommt die »Körperpolizei« in Form der T-Lymphozyten zum Einsatz, die zur Gruppe der weißen Blutkörperchen gehören: Sie lösen Immunantworten wie die Antigen-Antikörper-Reaktion aus. Auf diesem Weg entstehen Antikörper, die Eindringlinge vernichten, Fresszellen unterstützen und von den Keimen gebildete Giftstoffe neutralisieren können.

Manche Abwehrzellen bilden Botenstoffe, durch die sie kommunizieren, zum Beispiel das Histamin, das die vermehrte Durchblutung der entzündeten Region auslöst. Andere Botenstoffe locken eine weitere Untergruppe der weißen Blutkörperchen an, die Granulozyten. Damit diese Abwehrzellen leichter ins Gewebe wandern können, wird die Durchlässigkeit der kleinsten Blutgefäße (Kapillaren) vergrößert.

Neben einer vitalstoffarmen und zu säurelastigen Ernährung können chronischer Stress, Schlaf- und Bewegungsmangel, Umweltgifte und zu wenig Sonnenlicht das Immunsystem schwächen und Entzündungsprozesse anschieben.

Je nach Art des verursachenden Keims kommen eine örtliche (lokale/topische) Therapie oder eine im ganzen Körper wirkende systemische Therapie infrage. Örtliche Maßnahmen sind zum Beispiel entzündungshemmende, kühlende und abschwellende Salben- oder Flüssigkeitsverbände. Eine andere Möglichkeit ist die örtliche Behandlung mit Medikamenten, die gegen die Erreger wirken. So helfen gegen bakterielle Infektionen Antibiotika, gegen virale Infektionen Virostatika, gegen Pilzinfektionen Antimykotika. Auch operative Eingriffe können notwendig werden, etwa wenn sich der Entzündungsherd abkapselt und Eiter bildet (Abszess). In manchen Fällen muss eine systemische Behandlung wie die Einnahme von Tabletten erfolgen, um die Erreger bzw. die Beschwerden zu bekämpfen.

Umschläge mit Wirsing- oder Weißkohlblättern sind ein sehr altes Heilmittel. Die Rippen des Kohlblatts haben eine entzündungshemmende Wirkung, die die Behandlung ergänzen kann. Auch Quark kann zum Einsatz kommen, denn er wirkt kühlend und abschwellend, lindert also Schmerzen und Entzündungen.

Heilende Nahrung

Meiden sollten Sie entzündungsfördernde Lebensmittel wie Kuhmilch und Milchprodukte, glutenhaltige Nahrungsmittel (vor allem Weizen) und industriell verarbeitete Lebensmittel mit Zusatzstoffen. Auch rotes Fleisch kann zu Entzündungen beitragen. Ersetzen Sie es deshalb am besten durch ölreichen Fisch wie Lachs, Sardinen oder Thunfisch und etwas Geflügel.

Raffinierter Zucker verstärkt den Vitalstoffmangel und sollte deshalb durch die natürliche Süße von frischen Früchten sowie durch Stevia und Xylitol ersetzt werden.

Zitronenwasser (Saft einer Zitrone auf einen Liter Wasser) beschleunigt die Ausleitung von Schadstoffen. Außerdem wirkt der hohe Vitamin-C-Gehalt entzündungshemmend. Auch Rote-Bete-Saft reinigt das Blut und fördert die Entgiftung.

Fermentierte Lebensmittel wie rohes Sauerkraut bringen die Verdauung auf Touren und die Darmflora in Balance. Sie hemmen auch Entzündungen, indem sie das Immunsystem mit nützlichen Bakterienkulturen gegen Infektionen stärken. Auch täglich rohen frischen Knoblauch zu essen wirkt antibakteriell und entgiftend.

Als Superquelle für zellschützendes Vitamin C und E, Betacarotin, Mangan, Zink und Selen ist Spinat ein natürlicher Schutzschild gegen Entzündungskrankheiten.

Entzündungshemmend wirken auch Kirschen, Omega-3-Fettsäuren aus Pflanzenölen (Lein-, Raps- und Walnussöl), Papaya, Heidelbeeren, Kurkuma, Ingwer, Zwiebeln, Knoblauch, Braunalgen und Brokkoli.

Heilende Smoothies (Rezepte jeweils für 4 Gläser à ca. 250 ml)

Cherry on Top

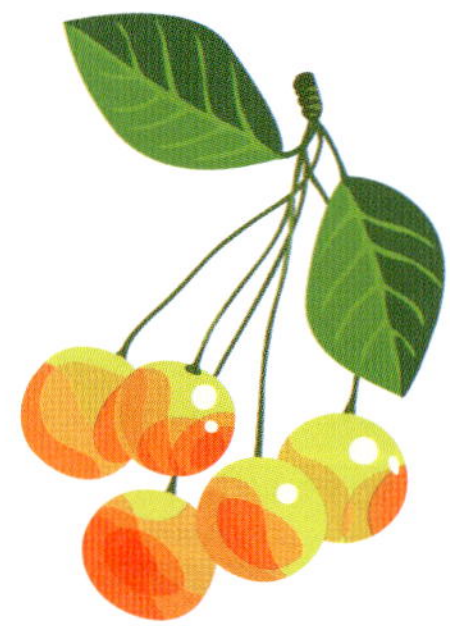

Vitalstoffreich, alkalisierend und entzündungshemmend

500 g Kirschen • 2 Aprikosen • 100 g Walnusskerne • 1 Prise Zimt • 200 ml Mandeldrink • ca. 300 ml Wasser

Die Kirschen entsteinen. Den Smoothie nach der Basisanleitung (ab Seite 35) zubereiten.

Oh-ja-Papaya-Smoothie

Starke Wirkung gegen Entzündungen und Giftstoffe

400 g Papaya • 1 Orange • Saft von ½ Zitrone • 1 Handvoll Spinat • 2 TL Weizengraspulver • ca. 400 ml Wasser

Den Smoothie nach der Basisanleitung (ab Seite 35) zubereiten.

Blauer Brokkoli

Vitalstoffe pur – und Brokkoli mal ganz anders

400 g Heidelbeeren • 1 Apfel • 100 g Brokkoli • 1 kleines Stück Ingwer (ca. 0,5 cm lang) • 1 Prise Stevia • 200 ml ungesüßter Cranberrysaft • 200 ml Rote-Bete-Saft

Den Smoothie nach der Basisanleitung (ab Seite 35) zubereiten.

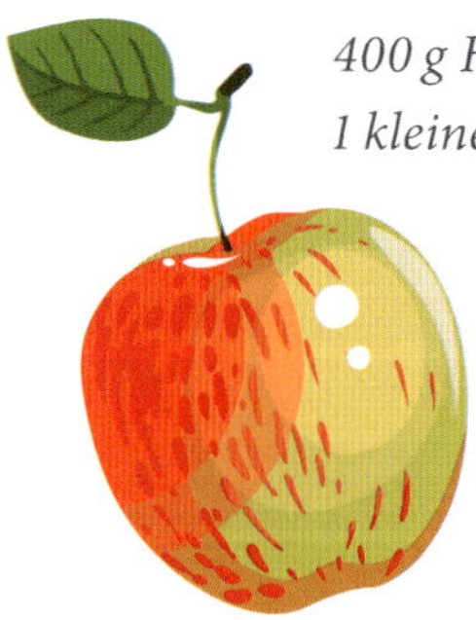

Erkältung, Grippe, Bronchitis

Unter einer Erkältung versteht man eine durch Viren verursachte Infektion von Nase und Rachen, also der oberen Atemwege. Die Übertragung der Keime erfolgt durch Tröpfchen in der Atemluft, durch Anhusten oder durch Berührung von infizierten Gegenständen aller Art wie Türklinken, Bargeld oder Telefonen. Grippe (Influenza) ist eine durch Influenzaviren hervorgerufene, akut auftretende, fieberhafte Erkrankung. Eine akute Bronchitis ist eine Entzündung der Schleimhäute der Bronchien, also der unteren Atemwege. Auch diese wird meist durch Viren, seltener durch Bakterien hervorgerufen.

Symptome, Ursachen und Behandlung

In typischen Fällen treten zunächst unspezifische Allgemeinbeschwerden auf. Eindeutige Symptome sind Hals-, Kopf- oder Gliederschmerzen. Neben Husten, Schnupfen und Heiserkeit können Übelkeit, Appetitlosigkeit und wenig Durst sowie Blässe, Abgeschlagenheit und Luftnot auftreten. Ein geröteter Hals, eventuell mit entzündlich vergrößerten Gaumenmandeln, verursacht oft unangenehme Halsschmerzen und Schluckbeschwerden. Es kann auch Fieber hinzukommen, bei Grippe bis zu 40 Grad in Verbindung mit Schüttelfrost, Schweißausbrüchen sowie starken Muskel-, Gelenk- und Kopfschmerzen. Eine Grippe ist begleitet von schweren Erschöpfungszuständen, trockenem Husten, Schnupfen und Halsschmerzen.

Einer akuten Bronchitis geht häufig eine Erkältung mit Schnupfen, Niesen und allgemeinem Krankheitsgefühl voraus. Beginnender Husten mit Schmerzen hinter dem Brustbein weist dann auf eine Bronchitis hin. Anfangs ist der Husten meist trocken (Reizhusten). Nach wenigen Tagen löst er sich, und durch vermehrte Schleimbildung der Bronchien kommt es zu Auswurf.

Ein geschwächtes Immunsystem und das Eindringen von Viren oder Bakterien in den Organismus führen zu den genannten Symptomen. Begünstigende Faktoren sind Tabakrauch, feuchtkaltes Wetter und Luftverschmutzung. Akute Bronchitis tritt auch bei Erkrankungen wie zum Beispiel einer Grippe auf.

Zur allgemeinen Vorbeugung dienen alle immunstärkenden Maßnahmen, also ausgewogene Ernährung, ausreichender Schlaf und körperliche Aktivität. Ebenso sollten Anhusten und Anniesen vermieden werden. Bettruhe sowie schmerzlindernde und fiebersenkende Maßnahmen sind oft zur Heilung ausreichend. Wie bei allen fieberhaften Erkrankungen muss der Patient viel Flüssigkeit (Wasser und/oder Tees) trinken. Zusätzlich können schleimlösende und fiebersenkende Medikamente zum Einsatz kommen. Bei bakteriellen Infektionen werden Antibiotika verabreicht, die gegen Viren aber nicht wirken.

Bei Bronchitis helfen Inhalationen, zum Beispiel mit Kamille oder Salz, und Thymiantee oder Zwiebelsaft. Menthol und Eukalyptus zum Einreiben können unterstützend wirken. Vorsicht: Bei Kindern wirken sie reizend!

Bei Schnupfen helfen tägliche Nasenspülungen mit Kochsalzlösung. Die richtige Mischung (0,9 Prozent Natriumchlorid entsprechend der natürlichen Salzkonzentration im menschlichen Körper) gibt es zusammen mit einer Spülflasche, der »Nasendusche«, in Apotheken zu kaufen.

Brustwickel sind ideal zur Linderung einer Bronchitis. Dazu wickeln Sie den Oberkörper in ein kaltes, nasses, ausgewrungenes Laken. Darüber legen Sie ein Handtuch aus Frottee und wickeln den Patienten zuletzt in eine warme Wolldecke ein. Fußbäder mit Salzlösung wärmen den Körper und helfen, einer Erkältung vorzubeugen.

Heilende Nahrung

Generell sollten Sie gerade in der Erkältungszeit eine besonders vitalstoffreiche Ernährung favorisieren. So stärken Sie Ihr Immunsystem und wappnen sich am besten gegen die Virenangriffe in der kalten Jahreszeit. Vitamin C ist der klassische Helfer gegen Erkältung. Es beugt – wissenschaftlich bewiesen – Erkältungen vor und beschleunigt die Genesung.

Als Hausmittel gegen eine einsetzende Erkältung hilft Holunder- oder Lindenblütentee. Heiß getrunken, am besten mit Honig gesüßt, bringt er den Körper dazu, kräftig zu schwitzen und sich so gegen die drohende Erkrankung zu wehren.

Hilfreich sind auch Chicorée, Lauch und Knoblauch sowie Meerrettich und Zwiebelsirup. Auch ein selbst gemachter Ingwersud ist sowohl präventiv als auch kurativ empfehlenswert: Dafür 100 Gramm geraspelten Ingwer in einem Liter Wasser etwa eine Stunde bei geringer Hitze kochen und anschließend leicht abgekühlt mit frisch gepresstem Zitronensaft und etwas Honig abschmecken.

An Kräutern und Gewürzen sind Cayennepfeffer, Zimt, Petersilie, Pfefferminze, Thymian und Schafgarbe empfehlenswert.

Bei einer akuten Grippe oder Erkältung ist es oft sinnvoll, einige Tage lang weniger zu essen. So kann sich der Körper besser auf die Gesundung und die Bekämpfung der Viren fokussieren, denn die Verdauung kostet viel Energie. Fehlender Hunger ist ein Hinweis des Körpers darauf, dass er auf die Nahrungsaufnahme keinen Wert legt. Wichtig ist in solchen Fällen immer eine reichliche Versorgung mit Flüssigkeit in Form von Wasser, Kräutertee und gerne auch frischen Smoothies.

Heilende Smoothies (Rezepte jeweils für 4 Gläser à ca. 250 ml)

Hot Mango Smoothie

Mit kulinarischer Schärfe die Erkältung bekämpfen

2 Mangos • 1 Orange • 3 entsteinte Datteln • 1 kleine Chilischote • 1 Prise Cayennepfeffer • 250 ml Kokoswasser • ca. 250 ml Wasser

Die Chilischote je nach Geschmack von den Kernen befreien. Wer wenig Schärfe gewöhnt ist, sollte alle Kerne entfernen. Den Smoothie nach der Basisanleitung (ab Seite 35) zubereiten.

Pfirsich-Aprikosen-Smoothie mit Pfefferminze

Ein guter Smoothie gegen Sommergrippe

3 Pfirsiche • 5 Aprikosen • 1 kleines Stück Ingwer (ca. 1 cm lang) • 1 kleine Handvoll Pfefferminze • ca. 400 ml Wasser

Den Smoothie nach der Basisanleitung (ab Seite 35) zubereiten.

Health Booster

Mit Vitamin-C-reicher Kiwi

2 Äpfel • 2 Kiwis • 4 Grünkohlblätter • 1 Prise Stevia • ca. 500 ml kalter Thymiantee

Den Smoothie nach der Basisanleitung (ab Seite 35) zubereiten.

Vitamin-C-Smoothie in Purpur

Die Acerolabeere ist eines der Vitamin-C-reichsten Lebensmittel

2 Granatäpfel • 2 Bananen • 200 ml Acerolasaft • ca. 300 ml Wasser

Die Granatäpfel vierteln und die Kerne herauslösen. Am besten funktioniert dies in einer Schüssel Wasser; so spritzt es weniger. Den Smoothie nach der Basisanleitung (ab Seite 35) zubereiten. Lassen Sie den Mixer besonders lange laufen, um die Granatapfelkerne fein zu pürieren.

Fettleber

Die Fettleber ist heute die häufigste Lebererkrankung und eine Vorstufe von Diabetes Typ 2 und Krebs. Schon fettleibige Kinder und Jugendliche können betroffen sein. In einer Fettleber ist der Fettgehalt der Leberzellen vor allem in Form von Triglyceriden erhöht. Sind 5 bis 15 Prozent der Leberzellen verfettet, spricht man von leichter, bei 15 bis 30 Prozent von mäßiger und bei 30 bis 50 Prozent von mittelgradiger Leberzellverfettung. Sind mehr als 50 Prozent der Leberzellen verfettet, liegt eine Fettleber vor. Der normale Fettgehalt der Leber beträgt 4 bis 8 Prozent ihres Trockengewichts.

Obwohl sie anfangs keine Beschwerden macht, kann eine Fettleber ernste Folgen nach sich ziehen. Bleibt die Fettleber lange unerkannt und unbehandelt, verändert sich die Struktur des Organs, und es können Entzündungen entstehen (Hepatitis). Außerdem kann sich zwischen den Leberzellen vermehrt Bindegewebe bilden und das Gewebe unheilbar vernarben lassen (Leberzirrhose). Je nach Ausprägung unterscheidet man eine alkoholische (ASH; *alcoholic steatohepatitis*) und eine nicht-alkoholische Form (NAFLD; *Non-alcoholic fatty liver disease* oder NASH; non-*alcoholic steatohepatitis*). Frauen sind von der Letzteren etwas häufiger betroffen als Männer. Fettleber geht oft mit dem metabolischen Syndrom einher. Fast alle Patienten sind übergewichtig. Etwa jeder zweite hat erhöhte Blutfettwerte (siehe ab Seite 77) oder ist zuckerkrank (siehe ab Seite 83).

Symptome, Ursachen und Behandlung

Ist die Leber noch nicht wesentlich vergrößert, haben die Patienten kaum Beschwerden. Sie kann sich aber infolge der Fettlebererkrankung deutlich vergrößern (Hepatomegalie). Dann treten häufiger Symptome wie Völlegefühl, Druckgefühl in der Lebergegend sowie körperliche und geistige Leistungsminderung auf. Ein selteneres Symptom sind stärkere Schmerzen im rechten Oberbauch.

Der seit Jahrzehnten ansteigende Zuckerkonsum macht die Fettleber zur Volkskrankheit. Früher wurde sie meist nur mit Alkoholismus in Verbindung gebracht, da die Leber Alkohol ebenfalls zu Fett umwandelt. Auf lange Sicht führt zu viel Zucker (aus Süßgetränken, Süßigkeiten, Fertiggerichten, Brot, Nudeln, Pizza & Co.) zur Insulinresistenz der Zellen. Die Bauchspeicheldrüse bildet dieses Hormon, das den Zucker aus der Nahrung in die Zellen schleust. Ist dauerhaft zu viel Zucker (Glukose) im Blut enthalten, ist dieses System überfordert. Zunächst schüttet die

Bauchspeicheldrüse mehr Insulin aus, um der Zuckerflut Herr zu werden, doch irgendwann machen die Zellen dicht, und es kommt zur Resistenz. Der Zucker im Blut wird dann in den unendlich dehnbaren Fettzellen verstaut, und man wird dicker und dicker. Schon eine leichte, aber andauernde Insulinresistenz kann bei regelmäßigem Verzehr zu großer Kohlenhydratmengen zur Entstehung der Fettleber führen.

Diese Stoffwechselentgleisung hat weitreichende Folgen. Die Muskeln können die Glukose nur noch begrenzt speichern und werden verfettet. Sonst kann nur die Leber Zucker in Form von Glykogen speichern. Dieser kleine Energiespeicher dient als Reserve für kurze Anstrengungen sowie für Fastenphasen und den Schlaf. Gespeichertes Fett wird erst abgebaut, wenn der Glykogenvorrat der Leber verbraucht ist. Wird nur noch wenig von diesem Energiespeicher produziert, fehlt dem Körper diese Reserve. Also stellt der Körper aus allen Kohlenhydraten, die heranfluten, jetzt Fett her. Da die Leberzellen nie so stark von einer Insulinresistenz betroffen sind wie die Muskelzellen, wird das Fett in der Leber eingelagert. Auf diese Weise entwickelt sich schleichend eine Fettleber, die das Organ immer größer und schwerer werden lässt.

Krankheiten wie Diabetes, Hypertonie, Fettstoffwechselstörung und Adipositas fördern den Verlauf von der Leberverfettung zur Leberkrankheit. 15 bis 30 Prozent der Deutschen, also 12 bis 24 Millionen Menschen, haben eine Fettleber. Die einzige gesicherte therapeutische Option bei NASH ist eine Änderung der Lebensweise mit insulinsensitiver, stoffwechselgerechter Kost sowie mindestens dreimal wöchentlich körperlicher Aktivität über 30 bis 45 Minuten oder 6000 Schritte am Tag. Diese Maßnahmen reduzieren den Fettgehalt in Leber und Bauch und normalisieren den Stoffwechsel.

Heilende Nahrung

Gute Helfer gegen eine Fettleber sind Flohsamen, Artischocke, Bockshornklee, Knoblauch, Löwenzahn und Soja. Löwenzahn können Sie getrocknet als Tee genießen, was auch für die Mariendistel gilt, die die Leber schützt.

Rote Bete wirkt abschwellend und reinigend, ist sehr nährstoffreich und kalorienarm. Auch Zitrone wirkt reinigend und hilft bei der Fettausscheidung.

Ingwer ist bei einer Fettleber sehr hilfreich, da er zellschützende Antioxidantien enthält und den Triglyceridewert senkt.

Artischocken sind kalorienarm und wirken entwässernd, regulieren den Cholesterin- und Blutzuckerspiegel und reduzieren die Absorption von Fett. Man sollte daher mindestens zweimal die Woche Artischocken verspeisen.

Der in der Grapefruit enthaltene Wirkstoff Naringenin fördert die Produktion von fettverbrennenden Substanzen im Körper.

Mispeln verbessern die Leberfunktionen und wirken reinigend.

Heilende Smoothies (Rezepte jeweils für 4 Gläser à ca. 250 ml)

Bei Übergewicht sind außerdem die dort genannten Ernährungstipps und Rezepte zu empfehlen (ab Seite 153).

Grapefruit-Smoothie mit Ingwer

Wirkt mit reichlich Zitruskraft

½ Grapefruit • 2 Orangen • 2 Nektarinen • 1 kleines Stück Ingwer (ca. 0,5 cm lang) • 1 Prise Stevia • ca. 400 ml Wasser

Den Smoothie nach der Basisanleitung (ab Seite 35) zubereiten.

Rote Mispeln

Die Mispeln etwas lagern, bis das Fruchtfleisch leicht teigig ist; sie sind bei türkischen und arabischen Gemüsehändlern erhältlich

400 g rote Mispeln • 1 Rote Bete • 1 Apfel • 1 kleines Stück Ingwer (ca. 0,5 cm lang) • 4 entsteinte Datteln • ca. 400 ml Wasser

Den Smoothie nach der Basisanleitung (ab Seite 35) zubereiten.

Sprossen-Beeren-Smoothie

Ein leichter Smoothie, der mit etwas Schärfe und Bitterstoffen überrascht

400 g Erdbeeren • 1 Apfel • 1 kleine Handvoll Löwenzahn • 1 kleine Handvoll Bockshornkleesprossen • 1 Prise Stevia • ca. 500 ml Wasser

Den Smoothie nach der Basisanleitung (ab Seite 35) zubereiten.

Pflaumen-Chia-Smoothie

Omega-3-Fettsäuren aus Chia-Samen schützen die Leber

400 g Pflaumen • 1 EL Flohsamen • 3 EL Chia-Samen • 1 Prise Zimt • 250 ml Haferdrink • ca. 250 ml Wasser

Für einen leistungsschwachen Mixer die Chia-Samen vor der Zubereitung etwa 30 Minuten im Haferdrink einweichen. Den Smoothie nach der Basisanleitung (ab Seite 35) zubereiten.

Gicht

Gicht ist eine Folge von zu viel Harnsäure im Blut (Hyperurikämie). Sie zählt zu den rheumatischen Erkrankungen und hängt eng mit den Lebens- und Ernährungsgewohnheiten zusammen. Überschüssige Harnsäure lagert sich in Form von Kristallen in Gelenken ab, zum Beispiel in den Zehen-, Sprung-, Knie- oder Fingergelenken, und kann dort Entzündungen und extreme Schmerzen hervorrufen.

Symptome, Ursachen und Behandlung

Ein Gichtanfall tritt plötzlich und meist auf ein Gelenk begrenzt auf. Die durch die Harnsäureablagerung ausgelöste Entzündungsreaktion geht mit starken Schmerzen, Rötung, Schwellung, Überwärmung des Gelenks und oft auch Fieber einher.

Am häufigsten ist das Großzehengrundgelenk betroffen (Podagra), seltener auch Sprung-, Knie- oder Daumengrundgelenk (Chiragra). Die akut betroffenen Gelenke schmerzen die Betroffenen so stark, dass sie sie kaum noch bewegen können.

Dem erhöhten Harnsäurespiegel liegt meist ein erblicher Stoffwechseldefekt zugrunde, der bewirkt, dass der Körper nicht genügend Säure ausscheidet. Als Folge kann bei purinreicher Ernährung und Übergewicht eine Gicht entstehen. Andere Ursachen für eine reduzierte Ausscheidung von Harnsäure sind Nierenerkrankungen, Fasten und Diabetes. Auch manche Medikamente, zum Beispiel Diuretika (wassertreibende Mittel), können die Ausscheidung von Harnsäure hemmen.

Von Gicht Betroffene sollten sich purinarm ernähren (wenig Fleisch, keine Innereien), auf Alkohol und Zucker weitestgehend verzichten und viel Wasser und Tee trinken. Auch Abnehmen empfiehlt sich (siehe Sonderseiten Detoxfasten ab Seite 87 und mehr zum Thema Übergewicht ab Seite 151).

So ernähren Sie sich purinarm:

- Essen Sie weniger Fleisch, Fisch und Meeresfrüchte.
- Kombinieren Sie purinreichere mit purinarmen Lebensmitteln, zum Beispiel Eier, Käse und Milchprodukte als purinarme Nahrungsmittel mit purinreichen Gemüsesorten wie Erbsen, Bohnen und Kohl.
- Vermeiden Sie Alkohol.
- Trinken Sie mindestens zwei Liter Wasser täglich. Mehr Flüssigkeit spült mehr Harnsäure aus.

- Meiden Sie Säfte mit viel Fruchtzucker, etwa Apfelsaft.
- Verzichten Sie auf »Purin-Bomben« wie Innereien, fetten Fisch oder Geflügelhaut.
- Lebensmittel besser kochen als braten, denn ein Teil der Purine geht ins Kochwasser über, das Sie dann natürlich nicht verzehren sollten.

Heilende Nahrung

Ingwer wirkt stark entzündungshemmend und hilft bei vielen Krankheiten gegen Schmerzen und Entzündungen; so auch bei Gicht.

Apfelsäure neutralisiert überschüssige Harnsäure und kann bei Schmerzen und Entzündungen helfen. Ein frischer säuerlicher Apfel pro Tag ist daher zu empfehlen. Auch die Säure in Apfelessig lindert daher akute Schmerzen. Trinken Sie dreimal täglich ein Glas Wasser mit 1 TL (bis zu 2 EL bei einem starken Gichtanfall) Apfelessig.

Bananen mit ihrem hohen Gehalt an Kalium können helfen, die Harnsäurekristalle aufzulösen und die Harnsäure mit dem Urin auszuscheiden. Weitere Vitamine und Mineralien stärken das Immunsystem und helfen gegen die Entzündung.

Zweimal täglich den Saft einer Zitrone zusammen mit ½ TL Backpulver in ein Glas Wasser geben, umrühren und sofort trinken.

Entzündungshemmende Inhaltsstoffe aus Kirschen können Gichtanfälle lindern.

Heilende Smoothies (Rezepte jeweils für 4 Gläser à ca. 250 ml)

Bei Übergewicht sind außerdem die dort genannten Ernährungstipps und Rezepte zu empfehlen (ab Seite 153).

Honig-Gurken-Smoothie

Ein sehr purinarmer und leichter Smoothie

1 Honigmelone (ca. 600 g Fruchtfleisch) • 1 Gurke •
5 Stängel Pfefferminze • ca. 300 ml Wasser

Den Smoothie nach der Basisanleitung (ab Seite 35) zubereiten.

Saurer Apfel-Smoothie

Schmackhafter Gichtbekämpfer

3 säuerliche Äpfel • 1 Banane • 1 EL Weizengraspulver •
200 ml Kokoswasser • ca. 300 ml Wasser

Den Smoothie nach der Basisanleitung (ab Seite 35) zubereiten.

Kirsch-Ingwer-Smoothie

Entzündungshemmender Drink – schmeckt der ganzen Familie

500 g Kirschen • 1 kleines Stück Ingwer (ca. 0,5 cm lang) • 1 Prise Stevia • 300 ml Joghurt oder veganer Joghurtersatz • ca. 200 ml Wasser

Den Smoothie nach der Basisanleitung (ab Seite 35) zubereiten.

Gemüse-Smoothie

Mit der Kraft von frischem Gemüse gegen Gicht vorgehen

4 Tomaten • 2 rote Paprikaschoten • 1 Karotte • 3 Stängel Petersilie • 3 Stängel Basilikum • 1 Prise Cayennepfeffer • ca. 400 ml Wasser

Für einen leistungsschwachen Mixer die Karotte vor der Zubereitung klein raspeln. Den Smoothie nach der Basisanleitung (ab Seite 35) zubereiten.

Haarprobleme

Der Zustand des Haars, ob gesund und kräftig, zu Trockenheit, Haarausfall oder zum Nachfetten neigend, spiegelt den Gesamtzustand des Körpers wider. Zudem gibt es natürliche Veranlagungen etwa zu feinem und glattem Haar oder kräftigem, naturgewelltem Haar. Kopfhaut und Haar werden von äußeren wie auch inneren, zum Beispiel seelischen Faktoren beeinflusst. Das Haar selbst kann weder gesund noch krank im Wortsinn sein. Haare bestehen aus fadenförmigen, miteinander verdrehten Eiweißbausteinen (Keratin). Sie entstehen in den Haarfollikeln in der Haut, ordnen sich spindelförmig an und versteifen sich dadurch. Millionen von ihnen verkleben sich und bilden die Haarfasern; dazwischen sind Fette und Wasser eingelagert. Umhüllt ist jedes Haar von einer dünnen Schicht aus Hornschuppen.

Symptome, Ursachen und Behandlung

Spliss, Schuppen, Haarausfall oder starkes Fetten sind die häufigsten Haarprobleme. Haarausfall tritt niemals als sofortige Reaktion auf die Ursache auf, sondern immer um viele Wochen, manchmal sogar mehrere Monate verzögert.

Das Wachstum und die Beschaffenheit des Haars werden durch Krankheiten, Medikamente, hormonelle Veränderungen, Stress, Eisenmangel und die Ernährung beeinflusst. Aber auch Schadstoffe aus der Luft, UV-Licht und häufiges Haarewaschen, aggressive Shampoos, Rubbeln, Bürsten, Föhnen, Dauerwellen und Haarfärbemittel schädigen die Haarstruktur. Schlecht für die Haarpracht sind auch Hungerkuren und Mangelernährung, weil beides zu Eiweißmangel führt.

Die Basis für gesundes Haar ist eine gesunde Kopfhaut. Achten Sie auf eine ausgewogene Ernährung, um das Haar durch den Blutkreislauf mit den notwendigen Vitaminen, Mineralien und Nährstoffen zu versorgen. So beugen Sie vermehrtem Haarausfall vor. Auch frische Luft und Licht sind wichtig für die Haare, denn die Kopfhaut muss atmen.

Haarkosmetika zur äußeren Anwendungen tragen zu mehr Leuchtkraft und zur besseren Kämmbarkeit bei sowie zum Schutz des Haars vor Spliss. Ideal geeignet sind pflanzliche Pflegemittel, die den natürlichen Säureschutzmantel der Kopfhaut schonen, zum Beispiel Reinigungspulver und Haaröle auf Sesam- oder Kokosbasis. Vor der Haarwäsche aufgetragen, sorgen diese Mittel für die Erhaltung von schönem und kräftigem Haar. Ideal wirkt das Pflegeöl auch gegen Schuppen oder Pickel auf der Kopfhaut. Während Shampoos auf Seifenbasis den Säureschutzmantel zerstören, binden die in Reinigungspulver enthaltenen Mineralien Schmutz- und Fettpartikel, ohne den natürlichen Hautschutz anzugreifen, die Kopfhaut zu stark zu entfetten oder auszutrocknen.

Heilende Nahrung

Unentbehrlich für den Aufbau von Haaren (und Haut) ist Vitamin A aus Milchprodukten, Spinat, Grünkohl, Karotten, Aprikosen, Paprika und Fischöl. Auch Pulver von grünem Blattgemüse und Getreidegräsern sind in Wasser aufgelöst oder als Smoothie-Zutat sinnvoll.

Alle Vitamine des B-Komplexes, vor allem Vitamin B_3 (Niacin), B_5 (Pantothensäure) und B_6 (Pyridoxin) aus Hefe, Fleisch, Eigelb, Nüssen, Chia, Hülsenfrüchten und Weizenkeimen sind ebenfalls unverzichtbar für gesunde Haare. Sie stärken Haut und Haare, regulieren die Talgproduktion, regen die Stoffwechselvorgänge in der Haarwurzel an, beugen Entzündungen vor und schützen die Kopfhaut.

Auch Vitamin C trägt maßgeblich zur Gesundheit der Haare bei, weil es die Bindung von Eisen an die roten Blutkörperchen unterstützt. Daher empfiehlt sich der ausgiebige Verzehr von Zitrusfrüchten, Paprikaschoten und Brokkoli.

Eisen wiederum steckt in grünem Blattgemüse und getrockneten Früchten (Datteln, Gojibeeren, Johannisbeeren). Zink aus Kürbiskernen, Mohn und Leinsamen ist ein hervorragender Mineralstoff für die Unterstützung des Haarwuchses. Es aktiviert zahlreiche Enzyme, wovon nicht nur die Haare, sondern auch Haut und Fingernägel profitieren. Auch Kupfer, Zink und Silizium verbessern die Haarqualität. Zinnkraut (Schachtelhalmkraut), Brennnesseln, Kürbiskerne, Mohn, Vollkornprodukte, Hirse, Hafer und Sonnenblumenkerne sind deshalb empfehlenswert.

Heilende Smoothies (Rezepte jeweils für 4 Gläser à ca. 250 ml)

Hilfreich sind auch die Ernährungstipps und Smoothies gegen Hautprobleme (ab Seite 110), denn Haut und Haare benötigen ähnliche Vitalstoffe, um sich gesund zu entwickeln und zu strahlen.

Johannisbeer-Granatapfel-Smoothie

Süßsäuerlicher Genuss für bessere Haargesundheit

2 Orangen • 200 g Johannisbeeren • ½ Granatapfel • 2 EL Gojibeeren • 2 entsteinte Datteln • 300 ml Kokoswasser • ca. 200 ml Wasser

Den Granatapfel vierteln und die Kerne herauslösen. Am besten funktioniert dies in einer Schüssel Wasser; so spritzt es weniger. Den Smoothie nach der Basisanleitung (ab Seite 35) zubereiten. Lassen Sie den Mixer besonders lange laufen, um die Granatapfelkerne fein zu pürieren.

Healthy Hair Smoothie

Mineralstoffreicher Superdrink

300 g Himbeeren • 2 Bananen • 1 Apfel • 4 entsteinte Datteln • 1 EL Gerstengraspulver • 500 ml kalter Zinnkrauttee (aus 1 EL getrocknetem Schachtelhalmkraut)

Den Smoothie nach der Basisanleitung (ab Seite 35) zubereiten.

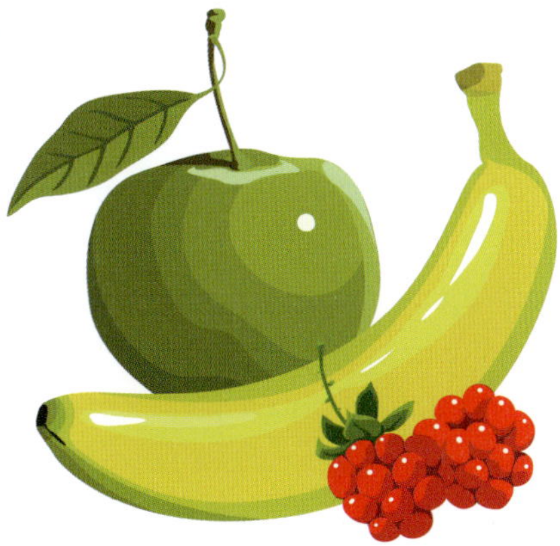

Grüner Mandarinen-Smoothie

Ein Drink, der Haaren und Haut gleichermaßen guttut

3 Mandarinen • Saft von 1 Limette • 100 g Brokkoli • 3 Grünkohlblätter • 4 entsteinte Datteln • 200 ml Orangensaft (möglichst frisch gepresst) • ca. 300 ml Wasser

Den Smoothie nach der Basisanleitung (ab Seite 35) zubereiten.

Nussiger Nektarinen-Chia-Smoothie

Cremig, sättigend, ideal fürs Frühstück

3 Nektarinen • 2 Aprikosen • 3 EL Chia-Samen • 70 g Mandeln • 300 ml Mandeldrink • ca. 200 ml Wasser

Für einen leistungsschwachen Mixer die Chia-Samen vor der Zubereitung etwa 30 Minuten im Mandeldrink einweichen. Den Smoothie nach der Basisanleitung (ab Seite 35) zubereiten.

Hautprobleme

Wie das Haar sagt auch das Aussehen der Haut viel über den Gesundheitszustand eines Menschen aus. Mit einer Fläche von eineinhalb bis zwei Quadratmetern und einem Sechstel des Körpergewichts ist die Haut unser größtes Organ. Man unterscheidet drei Hautschichten, zwischen denen sich Blut- und Lymphgefäße sowie Nervenstränge befinden.

Unsere Haut erfüllt laufend zahlreiche wichtige Aufgaben: Als uns komplett umhüllendes Sinnesorgan vermittelt sie Reize und Informationen aus der Umwelt. Unzählige Rezeptoren erfassen Berührungen, Druck, Schmerz und Temperatur und senden die gewonnenen Informationen durch die Nerven ans Gehirn.

Gegen mechanische Einwirkungen, denen wir ununterbrochen ausgesetzt sind, schützt uns die Haut mit ihrem mehrschichtigen Aufbau und ihrer Fähigkeit zur schnellen Regeneration. Damit die größeren Blutgefäße möglichst nicht verletzt werden können, verlaufen sie alle unterhalb der Oberhaut. Chemische Belastungen wehrt die Haut durch ihren Säureschutzmantel ab, der wie ein Puffer wirkt. Zu häufiges Waschen mit Seifen und Lotionen verändert den pH-Wert und die Widerstandskraft der Haut und macht sie anfällig.

Als Speicherorgan für Fett, Wasser und auch Blut trägt die Haut zur individuellen Ausprägung der Körperformen bei. Gleichzeitig schützt sie vor starken Temperaturschwankungen. Als Ausscheidungsorgan transportiert sie Säuren und Stoffwechselrückstände aus dem Körper. Sie reguliert durch die Schweißabsonderung die Körpertemperatur und den Elektrolythaushalt, denn der Schweiß enthält Mineralsalze und Spurenelemente. Eng verbunden ist die äußere Haut mit dem Schleimhautsystem des Körpers, weshalb sie einen wesentlichen Teil des Immunsystems ausmacht.

Symptome, Ursachen und Behandlung

Die häufigsten Hautprobleme sind Pickel und Pusteln, Abszesse, Ekzeme, Neurodermitis und Psoriasis (Schuppenflechte). Gesunde Haut ist weder trocken noch fettig, ist rosig und gut durchblutet und fühlt sich glatt und straff an. Störungen des Hautbilds machen sich in unterschiedlichen Formen bemerkbar. Es gibt den fettigen, öligen und schlecht durchbluteten Hauttyp, der aufgrund der übermäßigen Fettabsonderung zu erweiterten Poren und zur Bildung von Mitessern und Pickeln neigt. Oder die Haut ist empfindlich, dünn und fast durchscheinend, ihre Versorgung mit Hautfett mangelhaft. Bei den geringsten Irritationen von außen oder bei nervlicher Anspannung reagiert dieser Hauttyp mit Rötungen, Schwellungen oder auch Jucken. Ab einem Lebensalter von etwa 40 Jahren verliert die Haut bei den meisten Menschen deutlich sichtbar an Elastizität. Auch das Fettgewebe in der unteren Hautschicht bildet sich zurück, und die Oberhaut wird dünner. Erkennbar wird dies an einem trockenen Hautbild mit Fältchen, Runzeln und Falten, in manchen Fällen auch mit den sogenannten Altersflecken und stärkerer Pigmentierung.

Äußere Faktoren wie schlechte Luft, Klimaanlagen, Leuchtstoffröhren, Fußbodenheizung, häufige Bildschirmarbeit und Mangelernährung beeinträchtigen das Hautbild. Viele Hautpflegeprodukte enthalten chemische Zusatzstoffe wie Weichmacher, Farb- und Konservierungsstoffe, künstliche Duftsubstanzen und Bindemittel. Diese beeinträchtigen die natürliche Regulationsfähigkeit der Haut und belasten auch das innere Schleimhautsystem und die Darmflora.

Auch die Psyche wirkt auf das Hautbild ein. Dauerstress sowie anhaltende Traurigkeit und Ärger lassen sich oft an ihr ablesen. Störungen der Haut zeigen sich immer dann, wenn die Ausleitungsorgane überfordert sind. Dann werden Säuren und Stoffwechselrückstände, die sich im Körper eingelagert haben und nicht von Nieren und Darm entsorgt werden können, durch die Haut ausgeschieden.

Positiv wirkt eine schadstoffarme Hautpflege, die der Haut hilft, sich selbst zu regulieren. Auch eine Darmsanierung mit anschließendem Aufbau einer gesunden Darmflora kann bei Hautproblemen durchschlagenden Erfolg bringen.

Hautkontakt kann eine unglaublich wohltuende, ja geradezu heilsame Wirkung auf Körper, Geist und Seele haben, denn psychischen Stress, Ängste und Unsicherheiten kann man regelrecht »wegstreicheln«. Berührungen sind sozusagen Vitamine für die Seele, die uns besänftigen und beruhigen: Sanfte Massagen, wie sie zum Beispiel im Ayurveda praktiziert werden, setzen Glückshormone frei, die uns in einen entspannten, fast meditativen Zustand versetzen.

Falls Sie oft in Räumen mit trockener Heizungsluft arbeiten, sollten Sie Ihr Gesicht mehrmals täglich einölen – am besten mit Mandel- oder Weizenkeimöl.

Lassen Sie viel frische und vor allem feuchte Luft an Ihre Haut. Machen Sie Spaziergänge bei Regenwetter und Nebel – wirkungsvolle und einfache Schönheits- und Pflegemaßnahmen für trockene Haut.

Welche Faktoren in Ihrem Leben machen Sie nervös und bereiten Ihnen Stress? Nehmen Sie sich Auszeiten und reservieren Sie eine bis zwei Stunden pro Tag ganz für sich. Nutzen Sie diese Zeiten zur Innenschau, für Meditation und Aufenthalte in der Natur. Das alles hilft dabei, sich ins Gleichgewicht zu bringen.

Heilende Nahrung

Nüsse enthalten eine ideale Kombination aus den Mineralstoffen Kalzium, Kalium, Magnesium, Zink und Eisen sowie das Zellschutzvitamin E. Besonders wichtig ist die Pantothensäure, die für glatte Haut sorgt.

Dinkel mit seinem hohen Gehalt an Kieselsäure ist ebenfalls gut für Haut und Haare. Außerdem enthält das Getreide mehr Vitamine und Mineralstoffe als Weizen. Für das Haar ist auch Vitamin A unentbehrlich (siehe Seite 106).

Auch Milch- und Milchprodukte mit ihrem hohen Gehalt an Kalzium und Vitamin B_{12} sorgen für ein schönes Hautbild. Buttermilch ist darüber hinaus besonders fettarm. Vitamin C beschleunigt die Wundheilung der Haut. Schon eine einzige Kiwi deckt den Tagesbedarf.

Sehr wichtig für den Stoffwechsel der Haut ist reichlich Flüssigkeit. Sie scheidet täglich einen halber Liter Wasser aus, bei körperlicher Anstrengung sogar ein Vielfaches davon. Trinken Sie also mindestens zwei Liter Wasser täglich, am besten Mineralwasser, denn das schafft einen ausgewogenen Elektrolythaushalt.

Heilende Smoothies (Rezepte jeweils für 4 Gläser à ca. 250 ml)

Empfehlenswert sind für ein besseres Hautbild auch die Ernährungstipps und Smoothie-Rezepte gegen Haarprobleme (ab Seite 110), denn Haut und Haar benötigen für ihre Gesundheit ähnliche Vitalstoffe.

Rosa Dinkel-Smoothie mit Walnüssen

Walnusskerne sind reich an Mineralien wie Eisen und Zink – und enthalten auch hautglättende Pantothensäure

300 g Erdbeeren • 1 Banane • 100 g Dinkelflocken • 70 g Walnusskerne • 1 Prise Zimt • 300 ml Mandeldrink • ca. 200 ml Wasser

Den Smoothie nach der Basisanleitung (ab Seite 35) zubereiten.

Smoothie Tropicana

Reich an Vitamin E, Linolsäure und Betacarotin

2 Mangos • 200 g Papaya • 4 EL Sonnenblumenkerne • 300 ml Kokosdrink • ca. 200 ml Wasser

Für einen leistungsschwachen Mixer können Sie die Sonnenblumenkerne zunächst schroten oder 1 Stunde in Wasser einweichen. Den Smoothie nach der Basisanleitung (ab Seite 35) zubereiten.

Pflaumen-Joghurt-Smoothie

Mandeln liefern viel Vitamin E und Phenole, Pflaumen reichlich Antioxidantien

400 g Pflaumen • 2 Bananen • 50 g Mandeln • 3 entsteinte Datteln • 300 ml Naturjoghurt oder pflanzlicher Joghurtersatz • 100 ml Sanddornsaft

Den Smoothie nach der Basisanleitung (ab Seite 35) zubereiten.

Milder Buttermilch-Smoothie

Wunderbares Haut-und-Haar-Food!

200 g Himbeeren • ½ Honigmelone • 1 EL Honig • 2 EL Leinsamen • 500 ml Buttermilch

Für einen leistungsschwachen Mixer können Sie die Leinsamen zunächst schroten oder 1 Stunde in Wasser einweichen. Den Smoothie nach der Basisanleitung (ab Seite 35) zubereiten.

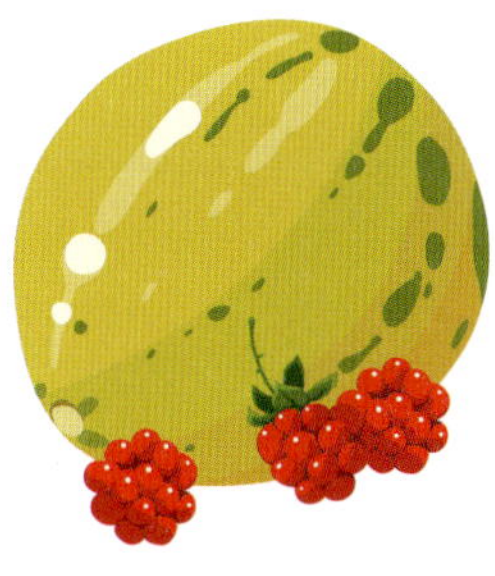

Immunschwäche

Eine allgemeine Erkrankung der körpereigenen Abwehr nennen Ärzte Immunschwäche, Immundefekt oder Immuninsuffizienz. Diese äußert sich darin, dass ein Mensch für Infekte ungewöhnlich anfällig ist und/oder üblicherweise harmlose Alltagsbeschwerden (zum Beispiel Erkältung; siehe ab Seite 97) bei ihm einen auffallend heftigen Verlauf nehmen. Der Körper kann nicht genügend Abwehrkräfte entwickeln, um sich wirksam vor Krankheitserregern zu schützen. Dieser Zustand kann vorübergehend oder dauerhaft sein. Man unterscheidet zelluläre und humorale Immundefekte. Bei Ersteren sind die Abwehrzellen selbst, bei Letzteren die Antikörper betroffen. Häufig liegt eine kombinierte Immunschwäche vor.

Symptome, Ursachen und Behandlung

Die Anzeichen einer Immunschwäche sind diffus. Typische Symptome sind Erkältung, Husten, Bronchitis, Lungenentzündung, Halsschmerzen, Ohrenschmerzen, Schnupfen und Durchfall. Schon im Anfangsstadium, wenn noch kein Infekt vorliegt, fühlt der Patient sich schlecht und ausgebrannt. Im weiteren Verlauf werden die beschwerdefreien Phasen immer kürzer, und der Patient leidet ständig unter den für Infekte typischen Beschwerden (siehe oben). Problematisch ist, dass Medikamente nicht oder kaum anschlagen.

Abwehrschwäche kann angeboren oder erworben sein. Bei der angeborenen Form ist meist die Entwicklung der Stammzellen gestört, oder es besteht ein Mangel an Antikörpern. Häufiger ist die erworbene Abwehrschwäche. Ursachen dafür sind:

- Infektionen, Verletzungen, Operationen
- Immununterdrückung nach Transplantationen
- Kortison-, Strahlen- oder Chemotherapie
- Erkrankungen wie HIV-Infektion, Diabetes Typ 2 oder Leukämie
- Ungesunde Ernährung mit Mangelerscheinungen (Vitamine, Mineralien, Spurenelemente wie Eisen; siehe dazu auch Seite 50 f.)
- Starke körperliche Belastung durch schwere Arbeit oder Leistungssport
- Stress, Depressionen, seelische Belastungen
- Tabak-, Alkohol- und Drogenmissbrauch
- Schlafstörungen, Schlafmangel

Menschen mit Immunschwäche müssen sich vor opportunistischen Krankheitskeimen schützen, mit denen wir tagtäglich in Berührung kommen und die Gesunden kaum etwas anhaben können. Üblich ist die Gabe von antibakteriellen und antimykotischen Medikamenten. Eine Stammzellentherapie mit einem gesunden Immunsystem ist denkbar ebenso wie Antikörper aus gesundem Fremdblut.

Regelmäßige körperliche Aktivität in Form von Schwimmen, Joggen, Radfahren oder längeren Spaziergängen an der frischen Luft stärkt die körpereigene Abwehr.

Abhärten können Sie Ihren Körper durch regelmäßige morgendliche Wechselduschen. Beginnen Sie mit 40 Grad warmem Wasser. Nach einer Minute wechseln Sie für 10 bis 15 Sekunden zu kaltem Wasser mit 15 bis 20 Grad. Duschen Sie mit dem kalten Wasser zuerst die Beine von unten nach oben ab, dann die Arme, die Brust, den Bauch, den Nacken und das Gesicht. Danach folgt wieder warmes Wasser. Diesen Wechsel machen Sie ein- bis zweimal pro Duschgang. Beendet wird das Duschen immer mit kaltem Wasser. Günstig für das Immunsystem sind häufige Saunabesuche.

Eine gesunde Lebensweise stärkt die Abwehr. Dazu gehören genug Schlaf und ein guter Umgang mit Stress, also häufige Pausen und Erholungsphasen für Meditationen, Power Naps oder Spaziergänge. Auch Lachen hat einen positiven Effekt auf das Immunsystem, ebenso Streicheleinheiten und die schönste Nebensache der Welt: Sex.

Heilende Nahrung

Um eine gesunde Immunabwehr zu erhalten, sollten Sie sich gesund, ausgewogen und vollwertig ernähren. Führen Sie sich reichlich Vital- und Ballaststoffe zu. Ideal ist eine vorwiegend vegetarische Ernährung mit wenig Fisch und hochwertigem Fleisch sowie Eiern. Ein regelmäßiger Rhythmus der Mahlzeiten und Essenspausen unterstützt den Stoffwechsel und schont die Verdauungsorgane.

Auf die Zufuhr folgender Makro- und Mikronährstoffe sollten Sie besonders achten:

- Proteine sind unabdingbar für die Bildung von Antikörpern.
- Eisen ist notwendig für die Funktionsfähigkeit des Immunsystems.
- Zink ist ein wichtiger Bestandteil vieler körpereigener Enzyme.

Auch Vitamine, die Sie vor freien Radikalen schützen (Vitamine A, C und E), sowie B-Vitamine, welche die Produktion von Botenstoffen im Immunsystem stimulieren, sind von besonderer Wichtigkeit.

Zu empfehlen ist eine tägliche Trinkmenge von mindestens zwei Litern (zum Beispiel Mineralwasser und Saftschorlen). Die Flüssigkeit hält die Schleimhäute des Nasen-Rachen-Raums feucht und erhält auf diese Weise die natürliche Schutzfunktion dieser Barriere gegen Krankheitserreger.

Heilende Smoothies (Rezepte jeweils für 4 Gläser à ca. 250 ml)

Die Zutaten bei Immunschwäche immer besonders gründlich säubern, auch für die Zubereitung von Smoothies.

Feigen-Pflaumen-Smoothie mit Melasse

Ein eisenreicher Vitalmix

200 g Feigen • 200 g Pflaumen • 1 EL Melasse • 50 g Sonnenblumenkerne • 300 ml Kokoswasser • ca. 200 ml Wasser

Für einen leistungsschwachen Mixer können Sie die Sonnenblumenkerne zunächst schroten oder 1 Stunde in Wasser einweichen. Den Smoothie nach der Basisanleitung (ab Seite 35) zubereiten.

Peachy Chia

Ein ganz natürlicher Proteinshake

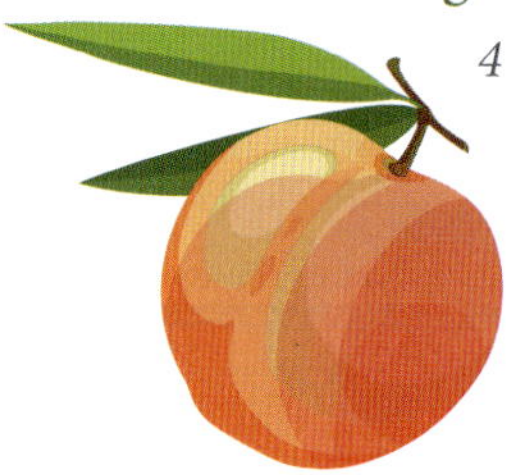

4 Pfirsiche • 4 EL Chia-Samen • 2 EL Hanfmehl (alternativ geschälte Hanfsamen oder Hanfproteinpulver) • 1 EL Leinsamen • 4 entsteinte Datteln • 1 Vanilleschote • 300 ml Haferdrink • ca. 200 ml Wasser

Für einen leistungsschwachen Mixer die Chia-Samen und Leinsamen vor der Zubereitung etwa 30 Minuten im Haferdrink einweichen. Den Smoothie nach der Basisanleitung (ab Seite 35) zubereiten.

Himbeer-Mandel-Smoothie

Reich an Zink und voll von Antioxidantien

300 g Himbeeren • 1 Banane • 50 g Mandeln • 2 EL Sonnenblumenkerne • 250 ml Mandeldrink • ca. 250 ml Wasser

Für einen leistungsschwachen Mixer können Sie die Sonnenblumenkerne zunächst schroten oder 1 Stunde in Wasser einweichen. Den Smoothie nach der Basisanleitung (ab Seite 35) zubereiten.

Green Health Booster

Reich an Chlorophyll und Vitalstoffen

2 Äpfel • 200 g Litschis • 1 Handvoll Feldsalat • 1 kleines Stück Ingwer (ca. 1 cm lang) • 300 ml Kokoswasser • ca. 200 ml Wasser

Den Smoothie nach der Basisanleitung (ab Seite 35) zubereiten.

Kopfschmerzen und Migräne

Kopfschmerzen (Cephalgie) sind entweder eine eigenständige Erkrankung (sogenannte primäre Kopfschmerzen) oder als sekundäre Kopfschmerzen ein Symptom einer anderen Krankheit. Die Schmerzen können in verschiedenen Regionen des Kopfs auftreten, zum Beispiel einseitig oder beidseitig, an der Stirn, in den Schläfen, hinter den Augen, im Nacken oder im Hinterkopf. Die primären Formen sind wesentlich häufiger als die sekundären, entstehen also nicht als Folge anderer gesundheitlicher Beschwerden. Beispiele für primäre Kopfschmerzen sind Spannungskopfschmerz, Cluster-Kopfschmerz oder Migräne. Sekundäre Kopfschmerzen treten als Begleiterscheinung oder Folge von Krankheiten wie zum Beispiel Grippe auf. Insgesamt sind mehr als 250 Kopfschmerzarten und Auslöser bekannt.

Symptome, Ursachen und Behandlung

Bei Kopfschmerzen richtet sich die Therapie nach der Ursache. Anfallsweise auftretende Kopfschmerzen wie Migräne sowie gefährliche Erkrankungen wie Meningitis oder ein Schlaganfall gehören ebenso wie Hirntumoren in ärztliche Behandlung.

Mögliche Ursachen von Kopfschmerzen sind:

- Muskelverspannungen im Nacken und am Kopf (Spannungskopfschmerz)
- Schlafmangel (siehe ab Seite 141)
- Alkoholmissbrauch (Kater)
- Flüssigkeitsmangel
- Infekte wie Nasennebenhöhlen- oder Stirnhöhlenentzündung
- Nebenwirkungen von Medikamenten, vor allem von Schmerzmitteln
- Hitzschlag
- Bluthochdruck (siehe ab Seite 69)

- Augenkrankheiten (siehe ab Seite 63)
- Nicht ausgeglichene Sehschwäche
- Orthopädische Beschwerden der Halswirbelsäule
- Unterzuckerung
- Schwangerschaft (siehe ab Seite 144)
- Blutarmut (siehe ab Seite 50)
- Kopfverletzungen/Gehirnerschütterung
- Tumoren
- Psychische Probleme

Die meisten Kopfschmerzen verschwinden ohne Behandlung nach kurzer Zeit von selbst, insbesondere solche, die durch Überanstrengung, Alkoholgenuss oder Schlafmangel verursacht sind oder bei einer Erkältung auftreten. Anders ist es bei Migräne, bei der die Patienten meist anfallsweise von den Schmerzen betroffen sind, was oft eine langfristige Therapie erfordert. Schmerzmittel sind bei der Selbstbehandlung beliebt, sollten aber mit Bedacht verwendet werden, da sie die Symptome unter Umständen verschlimmern können.

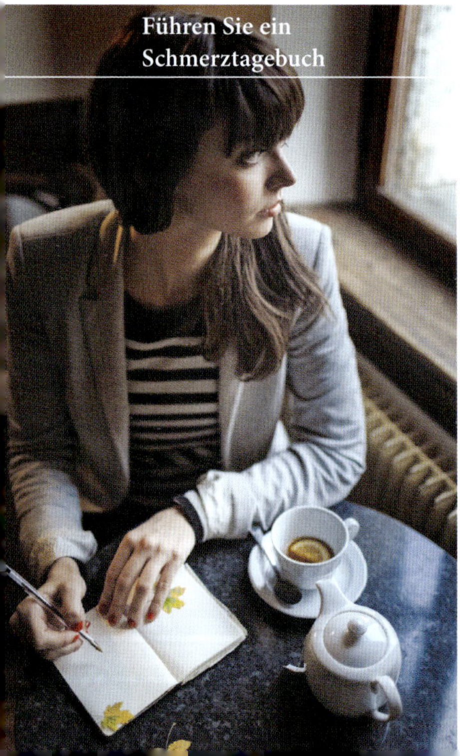
Führen Sie ein Schmerztagebuch

Lindernd wirken feuchte Stirnkompressen mit Obstessig, Breiauflagen mit Quark, Kümmel oder Wacholderbeeren, Einreiben der Schläfen und der Stirn mit Pfefferminzöl (Vorsicht bei Kindern und bei empfindlicher Haut) sowie Nackenkompressen mit Meerrettich. Auch Massagen, Akupunktur, Akupressur, autogenes Training und Wärmebehandlungen des Nackens können Kopfschmerzen lindern helfen.

Bei Migräne ist das Führen eines Schmerztagebuchs sinnvoll, in dem man für längere Zeit täglich den Stand der Beschwerden und mögliche Auslöser (Trigger) notiert. Unter anderem kommen Fehlernährung, Schlafmangel, Stress oder Alkoholmissbrauch infrage. Häufig führt das Schmerztagebuch zu überraschenden Erkenntnissen. Es eröffnet vielleicht ganz leicht umsetzbare Möglichkeiten, die Häufigkeit und Stärke der Schmerzen zu reduzieren.

Heilende Nahrung

Die Ernährung spielt eine ganz wesentliche Rolle für Ihr Wohlbefinden. Sie beeinflusst auch Kopfschmerzen und Migräne. Wer häufig unter Kopfschmerzen leidet, profitiert von einem regelmäßigen Tagesrhythmus, auch in Bezug auf seine Mahlzeiten. Um Energiedefizite zu vermeiden, gewöhnen Sie sich am besten an einen festen Essensrhythmus und versuchen Sie, alle zwei Stunden eine Mahlzeit oder einen kleinen Snack zu konsumieren.

Ebenso wichtig ist die Versorgung mit reichlich Flüssigkeit, denn viele Betroffene trinken regelmäßig zu wenig Wasser. Dies führt letztendlich zu einer Unterversorgung der Zellen mit Sauerstoff und damit zu einer Verdickung des Bluts. Mindestens zwei Liter Wasser, Saftschorlen und Kräutertee sollten Sie pro Tag zu sich nehmen.

Vermeiden Sie künstliche Lebensmittelzusatzstoffe, insbesondere Mononatriumglutamat sowie den Süßstoff Aspartam. Auch Alkohol ist eine häufige Ursache von Kopfschmerzen und Migräne, ebenso das Eiweiß Tyramin, das sich hoch dosiert in reifem Käse und Rotwein findet.

An Mikronährstoffen sind vor allem Magnesium und Vitamin B_2 (Riboflavin) zur Prävention gegen Kopfschmerzen hilfreich. Gute Lieferanten von Magnesium sind grünes Blattgemüse, Haferflocken, Nüsse, Kürbiskerne, Bananen, Mohn und Sonnenblumenkerne. Riboflavin führen Sie sich mit Vollkorngetreide, Milchprodukten und Eiern zu.

Außerdem empfehlenswert ist das Würzkraut Oregano, denn es enthält das ätherische Öl Carvacrol, das schmerzlindernd wirkt, und Vanille, die Eugenol enthält und deshalb eine ähnliche Wirkung besitzt.

An Kräutern und Gewürzen empfehlen sich außerdem Cayennepfeffer, Bockshornklee, Thymian, Fenchelsamen, Kamille, Mariendistel, Bitterklee und Schlüsselblumenblüten. Sie können auch gut in Form von Tee genossen werden.

Zitronenmelisse- und Mädesüßtee können Kopfschmerzen lindern, die auf Verdauungsprobleme zurückzuführen sind, während Helmkraut- und Baldriantee bei stressbedingten Kopfschmerzen helfen.

Viele ungesättigte Fettsäuren, vor allem solche vom Typ Omega 3, haben sich in Studien positiv bei Migränepatienten ausgewirkt. Neben fettem Seefisch sind diese auch in Leinsamen, Chia- und Hanfsamen enthalten.

Heilende Smoothies (Rezepte jeweils für 4 Gläser à ca. 250 ml)

Erdbeer-Kamille-Smoothie

Ein schmackhaftes Mittel gegen Kopfschmerzen

400 g Erdbeeren • 1 Banane • 3 entsteinte Datteln • 1 Vanilleschote • ca. 500 ml kalter Kamillentee

Den Smoothie nach der Basisanleitung (ab Seite 35) zubereiten.

Ginger Melon

Dieser Smoothie hydriert ideal, und roher Ingwer hilft bei akuten Schmerzen

600 g Wassermelone (ohne Schale) • 1 kleines Stück Ingwer (ca. 1 cm lang) • 4 Stängel Pfefferminze • ca. 400 ml Kokoswasser

Den Smoothie nach der Basisanleitung (ab Seite 35) zubereiten.

Brokkoli-Mango-Smoothie mit Cashewkernen

Cashewkerne sind reich an Tryptophan, das den Serotoninspiegel hebt und auf diese Weise Kopfschmerzen entgegenwirkt

2 Mangos • 100 g Brokkoli • 80 g Cashewkerne • 1 EL Sonnenblumenkerne • 250 ml Mandeldrink • ca. 250 ml Wasser

Für einen leistungsschwachen Mixer können Sie die Sonnenblumenkerne zunächst schroten oder 1 Stunde in Wasser einweichen. Den Smoothie nach der Basisanleitung (ab Seite 35) zubereiten.

Green Cherry

Reich an Magnesium, Riboflavin und Omega-3-Fettsäuren

200 g Kirschen • 2 Bananen • 3 EL Chia-Samen • 3 Grünkohlblätter • 250 ml Haferdrink • ca. 250 ml Wasser

Für einen leistungsschwachen Mixer die Chia-Samen vor der Zubereitung etwa 30 Minuten im Haferdrink einweichen. Den Smoothie nach der Basisanleitung (ab Seite 35) zubereiten.

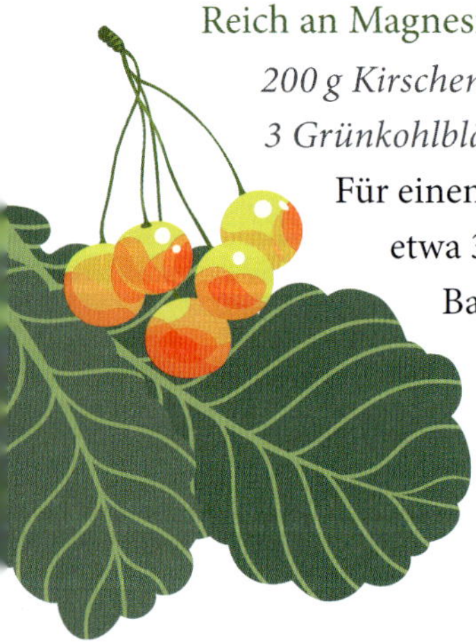

Magenschmerzen (Gastralgie)

Magenbeschwerden treten mal kurzfristig auf, mal über längere Zeit. Sie können sich unterschiedlich bemerkbar machen, zum Beispiel durch Magenkrämpfe. Häufig fühlen sich die Schmerzen scharf, brennend oder dumpf an. Sie können mit anderen Beschwerden einhergehen, etwa mit Sodbrennen, Übelkeit, Durchfall oder Erbrechen. Eine häufige Magenkrankheit ist die Gastritis, eine Entzündung der Magenschleimhaut, die nicht ansteckend ist und akut oder auch chronisch verlaufen kann.

Symptome, Ursachen und Behandlung

Schmerzen, die im Oberbauch links bis mittig auftreten, werden oft dem Magen zugeordnet. Aber sie können auch von anderen Organen wie dem Darm, dem Herzen oder der Bauchspeicheldrüse herrühren.

Treten Magenschmerzen oder -krämpfe längerfristig auf oder mehrmals pro Woche, ist ein Arztbesuch zu empfehlen. Das gilt auch, wenn weitere Symptome hinzukommen, etwa Fieber oder ein allgemeines Krankheitsgefühl.

Oft sind Magenschmerzen Folge einer harmlosen Magenverstimmung. Sie können aber auch auf eine ernste Krankheit hindeuten. Mögliche Ursachen sind unter anderem:

- Essen im Übermaß
- Magenschleimhautentzündung
- Reizmagen
- Magen-Darm-Infektion
- Gestörte Beweglichkeit (Motilität) der Magen-Darm-Muskeln
- Krankhafter Rückfluss/Reflux von Verdauungssäften in die Speiseröhre
- Magengeschwür *(Ulcus ventriculi)*
- Nierenentzündung
- Zwölffingerdarmgeschwür *(Ulcus duodeni)*
- Übersäuerung
- Medikamente, zum Beispiel Schmerzmittel
- Essstörungen
- Häufiger Alkoholkonsum
- Rauchen
- Stress

- Seelische Probleme
- Vergiftung, zum Beispiel durch Eisenüberdosierung
- Pantothensäuremangel
- Magenkrebs

Je nach Ursache sind bei Magenschmerzen folgende Maßnahmen hilfreich: krampflösende Medikamente (Spasmolytika), Schmerzmittel (Analgetika), Mittel zur Verringerung der Säureproduktion des Magens, Änderung der Ernährungsgewohnheiten, Verzicht auf Zigaretten und Alkohol oder auch Psychotherapie. Schmerzlindernd wirken Kräutertees, Wärme und Entspannungsübungen (Progressive Muskelentspannung, autogenes Training, Meditation).

Heilende Nahrung

Bei starken Magenbeschwerden gönnen Sie sich Bettruhe und fasten Sie zwei Tage lang. Erlaubt sind Wasser und Heilpflanzentee.

Tees sind altbewährte Hausmittel. Zu empfehlen ist ein Aufguss aus einem oder mehreren der folgenden Heilkräuter: Kamille, Pfefferminze, Ingwer, Anis, Kümmel, Fenchel, Koriander, Basilikum, Brombeerblätter, Melisse und Schafgarbe.

Auch Artischocken- sowie Rot- oder Weißkohlsaft sind natürliche Mittel zur Linderung von Magenschmerzen.

Trinken Sie mehrmals täglich eine Tasse Leinsamenauszug: 1 TL Leinsamen auf eine Tasse kaltes Wasser, eine Stunde abgedeckt stehen lassen. Den Auszug mitsamt den Samen leicht anwärmen und trinken. Ideal bei Magenschleimhautentzündung! Alternativ können Sie am Morgen ein Glas lauwarmes Wasser mit einer Messerspitze Natron auf nüchternen Magen konsumieren.

Können andere Faktoren ausgeschlossen werden und besteht der Verdacht auf ernährungsbedingte Magenbeschwerden, ist eine Ernährungsumstellung zumindest für mehrere Wochen ratsam. Verzichten Sie während dieser Zeit auf besonders fetthaltige und schwere Mahlzeiten, auf größere Mengen tierisches Eiweiß, Süßigkeiten und Fertigprodukte. Wenden Sie sich stattdessen einer gesunden Vollwertkost mit reichlich Vital- und Ballaststoffen aus Obst und Gemüse zu. Leichte Suppen und Salate, frische Smoothies und Naturjoghurt mit Früchten gehören auf den Speiseplan. Erfahren Sie nach zwei bis drei Wochen eine Verbesserung Ihrer Symptome, ist eine dauerhafte Umstellung auf diese gesunde Ernährung angebracht.

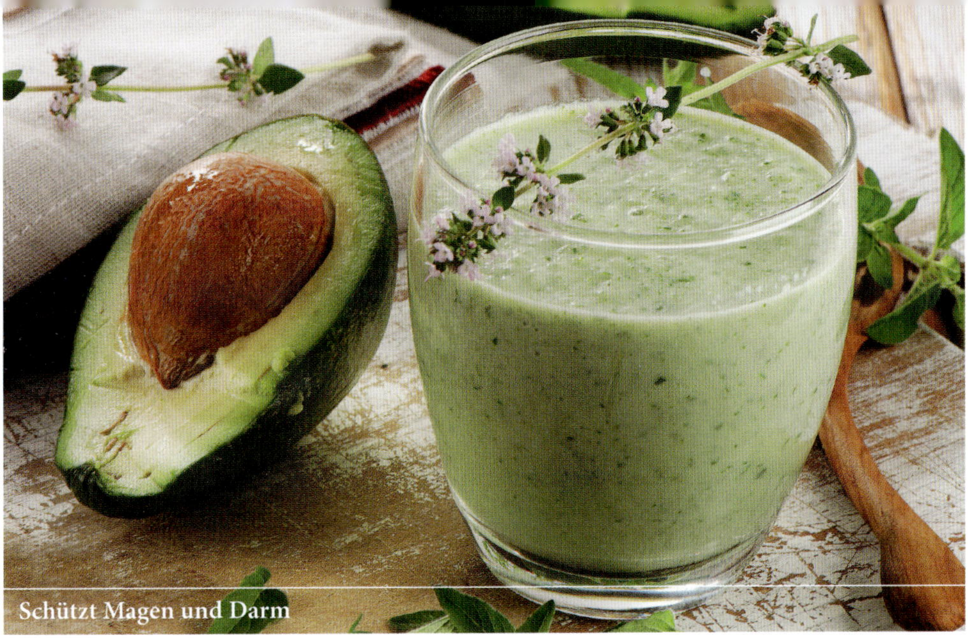
Schützt Magen und Darm

Heilende Smoothies (Rezepte jeweils für 4 Gläser à ca. 250 ml)

Healing Cabbage

Roh konsumierter Kohl ist besonders magenschonend

400 g gemischte Beeren • 1 Banane • 150 g Rotkohl • 1 EL Honig • 1 Prise Zimt • 1 Vanilleschote • ca. 350 ml Mandeldrink

Für einen leistungsschwachen Mixer den Rotkohl vor der Zubereitung raspeln. Den Smoothie nach der Basisanleitung (ab Seite 35) zubereiten.

Pfirsich-Basilikum-Smoothie

Das »Königskraut« hemmt Blähungen, fördert die Verdauung, löst Krämpfe

500 g Pfirsiche • 1 Birne • 6 Stängel Basilikum • ca. 500 ml kalter Kamillentee

Den Smoothie nach der Basisanleitung (ab Seite 35) zubereiten.

Happy Belly Smoothie

Schützt Magen und Darm mit natürlicher Pflanzenkraft

400 g Weintrauben • ½ Avocado • 1 Handvoll Feldsalat • 4 Stängel Brennnesseln • 3 EL Leinsamen • ca. 500 ml Wasser

Für einen leistungsschwachen Mixer können Sie die Leinsamen zunächst schroten oder 1 Stunde in Wasser einweichen. Den Smoothie nach der Basisanleitung (ab Seite 35) zubereiten.

Menstruationsbeschwerden (Dysmenorrhoe)

Für viele Mädchen und Frauen ist die monatliche Regelblutung mit Krämpfen und Schmerzen im Unterleib verbunden. Die Medizin bezeichnet die schmerzhaften Regelblutungen als Dysmenorrhoe.

Symptome, Ursachen und Behandlung

In jedem Monatszyklus baut sich die Gebärmutterschleimhaut neu auf und wird am Ende bei der Regelblutung abgestoßen; außer die Frau ist schwanger. Bei der Menstruation ziehen sich die Muskeln der Gebärmutter zusammen und entspannen sich wieder. So löst sich die Schleimhaut von der Gebärmutterwand und kann vermischt mit Blut durch den Muttermund und die Scheide abfließen. Das Zusammenziehen der Muskeln spüren manche Frauen kaum, bei anderen löst es Schmerzkrämpfe aus, die in den Rücken und die Beine ausstrahlen können. Mitunter sind sie mit Übelkeit, Erbrechen oder Durchfall verbunden oder auch mit Kopfschmerzen oder allgemeinem Unwohlsein. Frauen mit starker Blutung haben oft stärkere Regelschmerzen.

Man unterscheidet primäre und sekundäre Regelschmerzen. Erstere werden nur durch das Zusammenziehen der Gebärmutter ausgelöst. Eine Rolle spielen wahrscheinlich Prostaglandine, hormonähnliche Botenstoffe. Diese bewirken, dass sich die Gebärmuttermuskulatur zusammenzieht, um die Schleimhaut abzustoßen. Dabei wird der Uterus schwächer durchblutet, was auch zu Schmerzen führen kann.

Bei sekundären Regelschmerzen sind oft gutartige Geschwulste der Gebärmutterschleimhaut wie Myome oder Polypen die Ursache. Starke Schmerzen können auch auf eine Endometriose hinweisen. Dabei wächst Gebärmutterschleimhaut im Unterleib außerhalb der Gebärmutter. Manchmal löst eine Spirale zur Empfängnisverhütung sekundäre Regelschmerzen aus.

Bislang ist nur für Schmerzmittel und die Antibabypille nachgewiesen, dass sie Regelschmerzen lindern können. Die meisten Frauen vertragen entzündungshemmende Schmerzmittel gut. Gelegentlich haben diese jedoch Nebenwirkungen, insbesondere Magenbeschwerden, Übelkeit, Verstopfung, Kopfschmerz und Benommenheit. Da ASS (Acetylsalicylsäure/Aspirin) unter bestimmten Umständen bei Jugendlichen eine gefährliche Nebenwirkung (Reye-Syndrom) haben kann, sollten in diesem Alter Alternativen bevorzugt werden. Auch die Antibabypille kann Nebenwirkungen wie Kopfschmerzen oder Übelkeit auslösen.

Hilfreich sind von Fall zu Fall Wärmeanwendungen wie Wärmflaschen oder -packungen, Bäder oder Saunagänge, Akupunktur oder Akupressur sowie Methoden der psychologischen Schmerztherapie, zum Beispiel Verhaltenstherapie zur Schmerzbewältigung und Biofeedback. Auch Aromatherapie mit entkrampfend wirkenden ätherischen Ölen wie Melisse, Rose, Lavendel und Wacholder kann Linderung bringen. Massieren Sie diese Öle (ein paar Tropfen gemischt in ein Basisöl wie Mandel- oder Olivenöl) auf dem Bauch und am Unterleib in die Haut ein oder lassen Sie das ätherische Öl (mit etwas Wasser vermischt) durch eine Duftlampe wirken.

Bewegung wirkt oft überraschend positiv bei Menstruationsbeschwerden. Yogaübungen und leichtes Cardio-Training fördern die Durchblutung des Unterleibs.

Heilende Nahrung

Petersilie ist ein natürliches Hausmittel gegen Regelbeschwerden. Es fördert die Durchblutung der Unterleibsorgane, reinigt und desinfiziert. Es kann vor und während der Menstruation großzügig zu den Speisen gegeben werden.

Heiltees gegen Menstruationsbeschwerden: mehrmals täglich reinigenden Brennnesseltee oder krampflösenden Tee aus Gänsefingerkraut (1 TL pro Tasse) trinken. An Heilkräutern sind außerdem Oregano, Kamille, Majoran, Frauenmantel, Schafgarbe, Beifuß und Zitronenmelisse sowie Mönchspfeffer zu empfehlen, anzuwenden als Teeaufguss oder als Zutat in Smoothies und Speisen.

Ingwer ist ein wahres Wundermittel und hilft bei einer Vielzahl von Beschwerden, so auch gegen Menstruationsschmerzen. Seine Wirkstoffe entspannen und entkrampfen und lindern die Schmerzen.

Vermeiden Sie Koffein, Milchprodukte und tierische Produkte für einige Monate, wenn Sie unter starken Regelschmerzen leiden, und beobachten Sie, wie sich das auf Ihr Befinden auswirkt. All diese Lebensmittel können nämlich Schmerzen und Krämpfe verstärken.

Ersetzen Sie die tierischen Fette in Ihrer Ernährung durch pflanzliche Fette mit viel Omega-3-Fettsäuren, etwa Öl aus Leinsamen, Hanf oder Chia-Samen. Diese Fette liefern Alpha-Linolensäure, welche die Bildung von entzündungs- und schmerzfördernder Arachidonsäure verhindert.

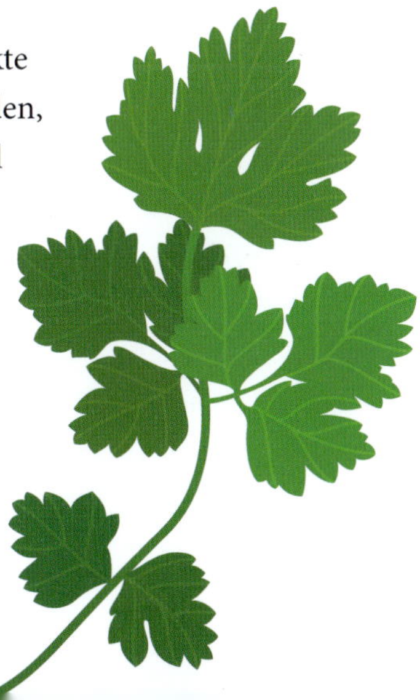

Eine reichliche Versorgung mit Magnesium und Vitamin B wirkt Krämpfen entgegen. Essen Sie deshalb möglichst oft und viel grünes Blattgemüse, Haferflocken, Bananen, Sonnenblumenkerne, Kirschen, Erdnussbutter und Kürbiskerne.

Heilende Smoothies (Rezepte jeweils für 4 Gläser à ca. 250 ml)

Brennender Kirsch-Smoothie

Blutreinigend, beugt Krämpfen vor

400 g Kirschen • 1 Banane • 1 kleine Handvoll Brennnesseln • 4 Stängel Petersilie • 250 ml Mandeldrink • 250 ml Wasser

Den Smoothie nach der Basisanleitung (ab Seite 35) zubereiten.

Mandarinen-Chia-Smoothie

Reich an Omega-3-Fettsäuren, mit schmerzlindernder Zitronenmelisse

4 Mandarinen • 1 Orange • 3 EL Chia-Samen • 1 kleine Handvoll Zitronenmelisse • 1 kleines Stück Ingwer (ca. 0,5 cm) • 250 ml Orangensaft (möglichst frisch gepresst) • ca. 250 ml Wasser

Den Smoothie nach der Basisanleitung (ab Seite 35) zubereiten.

Bananen-Grünkohl-Smoothie

Eine gesundes Mittel, das Menstruationsbeschwerden reduziert und zugleich dem Heißhunger auf Süßes natürlich entgegenwirkt

3 Bananen • 4 Grünkohlblätter • 80 g Mandeln • 2 EL Hanfmehl (alternativ Hanfproteinpulver oder gemahlene Hanfsamen) • 250 ml Mandeldrink • ca. 250 ml Wasser

Den Smoothie nach der Basisanleitung (ab Seite 35) zubereiten.

Ananas-Smoothie mit Petersilie

Ein Smoothie, der mit der Wunderwaffe Petersilie überzeugt

½ Ananas • 2 Nektarinen • 6 Stängel Petersilie • 2 TL Weizengraspulver • ca. 500 ml Wasser

Den Smoothie nach der Basisanleitung (ab Seite 35) zubereiten.

Müdigkeit und chronisches Erschöpfungssyndrom (CFS)

Akute Müdigkeit signalisiert, dass es dem Körper an Schlaf, Flüssigkeit, Bewegung und/oder Nahrung fehlt. Wenn man ohne ersichtliche Ursache ständig erschöpft und müde ist, kann ein chronisches Erschöpfungssyndrom vorliegen.

Symptome, Ursachen und Behandlung

Müdigkeit, die durch einen Mangel an Sauerstoff, Schlaf, Flüssigkeit und/oder Bewegung verursacht ist, lässt sich natürlich meist leicht beheben. Ausreichend Schlaf, frische Luft beim Arbeiten, viel Wasser und Spaziergänge in Arbeitspausen beleben den Körper. Zu viel und zu schweres Essen bewirken eher das Gegenteil, wie das frühnachmittägliche Leistungstief nach einem ausgiebigen Kantinenessen oder Fast-Food-Meal deutlich belegt. Daher sollten Sie zwar ausreichend essen, um gesättigt vom Tisch aufzustehen, jedoch während sehr produktiver Tageszeiten keine zu großen oder schwer verdaulichen Mahlzeiten zu sich nehmen.

Nichtstun und Unterforderung können ebenso müde machen wie körperlich schwere oder konzentrierte Arbeit. Wie in allen Bereichen des Lebens geht es auch hier darum, seine Balance zu finden und zu erhalten.

Müdigkeit kann ein Zeichen dafür sein, dass das Immunsystem mit der Abwehr von Infekten beschäftigt ist. So kann zum Beispiel bei Grippe ein langer, tiefer Schlaf viel zur Genesung beitragen.

Wenn Müdigkeit länger anhält und Sie keinen plausiblen Grund finden, kann sie andere Ursachen haben. Extreme Müdigkeit, die keine Folge außergewöhnlicher Anstrengung ist, plötzlich auftretende Müdigkeit und damit einhergehende Einschränkungen im Alltag sind Krankheitssymptome, bei denen eine ärztliche Untersuchung ratsam ist. Symptome wie Schwindel, depressive Verstimmtheit, Konzentrationsprobleme oder Schmerzen deuten ebenfalls auf eine tieferliegende Ursache der Müdigkeit hin. Sie kann Symptom einer psychischen oder physischen Krankheit wie Blutarmut sein. Auch Nebenwirkungen bestimmter Medikamente und hormonelle Störungen kommen als Ursachen infrage. Die Behandlung muss nach der Diagnose an dem zugrunde liegenden Problem ansetzen.

Ist bei anhaltender Müdigkeit keine organische oder psychische Ursache festzustellen, ist möglicherweise das chronische Erschöpfungssyndrom (*Chronic Fatigue Syndrome;* CFS) gegeben. Dieses muss als eigenständige Krankheit behandelt werden.

Man vermutet, dass hinter CFS eine Störung des Immunsystems steckt, die sich insbesondere nach einer Erkrankung mit dem pfeifferschen Drüsenfieber entwickeln kann.

CFS tritt oft auf, wenn der Patient seinen Alltag nicht mehr bewältigen kann, sein Erschöpfungszustand sich mit jeder physischen und emotionalen Anstrengung verschlimmert und Schlaf und Ruhe nicht mehr ausreichend erholsam sind. Wenn diese Symptome mindestens sechs Monate lang andauern, kann es sich um ein chronisches Erschöpfungssyndrom handeln. Um zu dieser Diagnose zu gelangen, schließt man Schritt für Schritt andere chronische Erkrankungen und Beschwerden aus, die ähnliche Symptome verursachen.

Meist beginnt CFS mit grippeähnlichen Symptomen, die aber länger anhalten. Außerdem wird es oft von einem oder mehreren der folgenden Symptome begleitet:

- Geschwollene Lymphknoten
- Muskel- und Gelenkschmerzen
- Nachtschweiß
- Schüttelfrost
- Temporärer Gedächtnisverlust
- Konzentrationsschwierigkeiten
- Kopfschmerzen
- Verdauungsprobleme
- Stimmungsschwankungen
- Depressive Verstimmung
- Panikattacken und Angstzustände

Es gibt noch keine spezielle Behandlung für das Syndrom, aber Betroffene können Strategien entwickeln, damit umzugehen. Sogenannte Pacing-Strategien zielen darauf ab, die vorhandene Energie bewusst einzusetzen und sich nicht zu überfordern. Um Überlastungen zu vermeiden und seine Leistung bei besserem Wohlbefinden langsam steigern zu können, sollte man seine Grenzen ehrlich akzeptieren. Um negative Auswirkungen auf die Psyche zu vermeiden, sollte man frühzeitig eine individuelle Strategie entwickeln. Auf Suchtmittel und ungesunde Lebensmittel sollte verzichtet werden, um das Wohlbefinden nicht weiter einzuschränken. Außerdem fühlen sich Betroffene besser, wenn sie sich bei akuter Überforderung zurücklehnen oder hinlegen und Entspannungs- und Meditationsübungen durchführen.

Heilende Nahrung

Medizinischen Studien zufolge hängt CFS oft mit undiagnostizierten Nahrungsmittelunverträglichkeiten und -allergien zusammen. Eine Eliminierungsdiät (siehe Seite 48) kann helfen, dies individuell zu prüfen. Auch eine allergologische Untersuchung ist eventuell sinnvoll. Am häufigsten sind Unverträglichkeiten oder Intoleranzen gegen Gluten, Laktose, Erdnusskerne, Hefe und Soja.

Es ist auch zu untersuchen, ob eine pathogene Vermehrung des Hefepilzes *Candida albicans* vorliegt. Er kommt normalerweise auf der Schleimhaut des Menschen vor und setzt ihm nicht zu, solange der Körper sich im Gleichgewicht befindet und ein intaktes Immunsystem hat. Bei Übersäuerung und geschwächtem Abwehrsystem kann dieser Pilz jedoch beginnen zu wuchern, was häufig Müdigkeit, Energiearmut, Blähungen und Kopfschmerzen mit sich bringt. Die Candidose wird in der Regel medikamentös behandelt. Für den langfristigen Erfolg ist eine Candida-Diät sinnvoll. Dabei sollte man den Konsum von Getreide, Alkohol und Zucker – auch Fruchtzucker! – über mehrere Wochen stark reduzieren oder ganz vermeiden, um dem Pilz seinen Nährboden zu entziehen. Zugleich sollte man vermehrt grünes Blattgemüse, ungesüßten Cranberrysaft, probiotische Lebensmittel wie Kefir, Sauerkraut und Kimchi sowie gesunde Fette aus Lein- und Chia-Samen konsumieren. Auch Kokosöl hilft mit seiner antimikrobiellen Heilkraft gegen Candida – und damit CFS.

Es gibt auch erste wissenschaftliche Belege für einen Zusammenhang zwischen Müdigkeit und Vitamin-B-Mangel im Blut. Vor allem Vitamin B_6 hilft dabei, Erschöpfung vorzubeugen und entgegenzuwirken. An Lebensmitteln, die reich an B_6 sind, kennen wir Bananen, Süßkartoffeln, Thunfisch, Lachs, Haselnusskerne und Truthahn.

Auch ein Vitamin B_{12}-Mangel kann Symptome von CFS zur Folge haben: Energiemangel, Konzentrationsschwäche und Stimmungsschwankungen. Ein solcher Mangel kann nicht nur Veganer betreffen, auch wenn B_{12} primär in Lebensmitteln tierischer Herkunft vorkommt. Oft hängt die Unterversorgung nämlich nicht mit mangelnder Aufnahme des Vitamins, sondern mit dessen zu geringer Absorption zusammen, die eine gesunde Darmflora voraussetzt. Auch eine zu geringe Konzentration des Transportstoffs Intrinsic Factor im Magen kann zu Vitamin-B_{12}-Mangel führen, der oft mit Folsäuremangel einhergeht. Basische Ernährung mit viel Chlorophyll und Ballaststoffen kann die Absorptionsrate verbessern und damit auch die Symptome der chronischen Erschöpfung reduzieren. Lassen Sie also auch Ihren Vitamin-B_{12}-Wert im Blut bestimmen und nehmen Sie, falls nötig, B_{12}-Präparate ein.

Neben den B-Vitaminen sind Kalium und Magnesium bei der Bekämpfung von CFS besonders wichtig. Magnesiummangel beeinträchtigt die Bildung roter Blutkörperchen, zu wenig Kalium führt zu einem Ungleichgewicht im Elektrolythaushalt. Und beides begünstigt Müdigkeit, Erschöpfung und Energiearmut. Für mehr Magnesium in der Ernährung sollten Sie verstärkt Spinat, Kürbiskerne, Avocados, Feigen, Bananen und Mandeln konsumieren; Rotkohl, Brokkoli, Nüsse, Avocados, Bananen und Beeren sind reich an Kalium.

Heilende Smoothies (Rezepte jeweils für 4 Gläser à ca. 250 ml)

Green Candida Smoothie

Ein Smoothie, der *Candida albicans* aushungert, während er den Körper nährt

3 EL Chia-Samen • 2 Handvoll Spinat • 1 Avocado • 2 EL Kokosöl • 1 TL Weizengraspulver • 1 Prise Stevia • 400 ml Kokosmilch • 400 ml Kokoswasser

Für einen leistungsschwachen Mixer die Chia-Samen vor der Zubereitung etwa 30 Minuten im Kokoswasser einweichen. Den Smoothie nach der Basisanleitung (ab Seite 35) zubereiten.

New Energy Smoothie

Reich an Magnesium und Kalium sowie Vitamin B_6 gegen Erschöpfung

Saft von 1 kg Süßkartoffeln • 3 Bananen • 3 Orangen • 3 Feigen • Saft von 1 Limette • 3 EL Kürbiskerne • 50 ml ungesüßter Cranberrysaft • ca. 300 ml Wasser

Die Süßkartoffeln waschen und entsaften. Den Smoothie nach der Basisanleitung (ab Seite 35) zubereiten.

Brokkoli-Smoothie mit Birne

Basenbildner gegen chronische Erschöpfung

2 Birnen • 200 g Brokkoli • 1 Avocado • 1 EL Kokosöl • 1 Prise Stevia • ca. 500 ml Wasser

Den Smoothie nach der Basisanleitung (ab Seite 35) zubereiten.

Mundgeruch (Halitosis)

Bei 90 Prozent der Fälle von Mundgeruch ist der schlechte Atem nur beim Ausatmen durch den Mund und beim Sprechen wahrnehmbar. Die Ursache ist meist mangelnde Mundhygiene oder der Konsum etwa von Knoblauch, Alkohol, Tabak und Kaffee. Davon unterscheidet man medizinisch den Mundgeruch, der auch beim Ausatmen durch die Nase für andere zu riechen ist und der andere Ursachen haben kann.

Symptome, Ursachen und Behandlung

Meist liegt die Ursache von Halitosis in der Mundhöhle oder im Nasen-Rachen-Raum. Den Geruch erzeugen vor allem Keime in der Mundhöhle. Sie können Beläge auf der Zunge und auf Zähnen bilden. Mangelnder Speichelfluss, also Mundtrockenheit, begünstigt die Vermehrung der Bakterien. Diäten und Fastenkuren verändern den Speichelfluss im Mund und können Trockenheit und Mundgeruch verursachen.

Manchmal steckt hinter dem Mundgeruch eine chronische Nasennebenhöhlenentzündung. An weiteren Krankheiten kommen als Ursachen infrage: chronischer Schnupfen, Atemwegserkrankungen, Nasenpolypen, Tumoren im Nasen-Rachen-Raum und Vergiftungen. Mitunter wird schlechter Atem auch durch die Einnahme von bestimmten Medikamenten verursacht.

Viel seltener geht der Mundgeruch vom Magen aus. Die Betroffenen leiden an Sodbrennen, Reflux oder einer Erkrankung der Speiseröhre.

Zur Bekämpfung von Mundgeruch sollten Sie in jedem Fall optimale Mundhygiene betreiben. Gegen Mundgeruch aufgrund von Lebens- und Genussmitteln helfen ordentliche Zahnpflege und vermehrtes Trinken von Wasser – insbesondere nach dem Genuss von Kaffee. Auch ein Zahnarzttermin kann helfen, die Ursachen von Mundgeruch zu finden, denn Zahnbelag oder Erkrankungen der Zähne führen mitunter ebenfalls zu schlechtem Atem. Wenn die Halitosis trotz regelmäßiger gründlicher Mundhygiene nicht zurückgeht, liegt eine Grunderkrankung vor, die vom Arzt abgeklärt werden muss. Die Art der Behandlung hängt von der Diagnose ab.

Heilende Nahrung

Wenn die Ursache für den schlechten Atem im Mundraum liegt, kann man sie mit verschiedenen Kräutern bekämpfen. Kauen Sie Petersilie, Eukalyptus, Kamille, Fenchel, Minze oder Kardamomsamen und sorgen Sie so für frischen Atem.

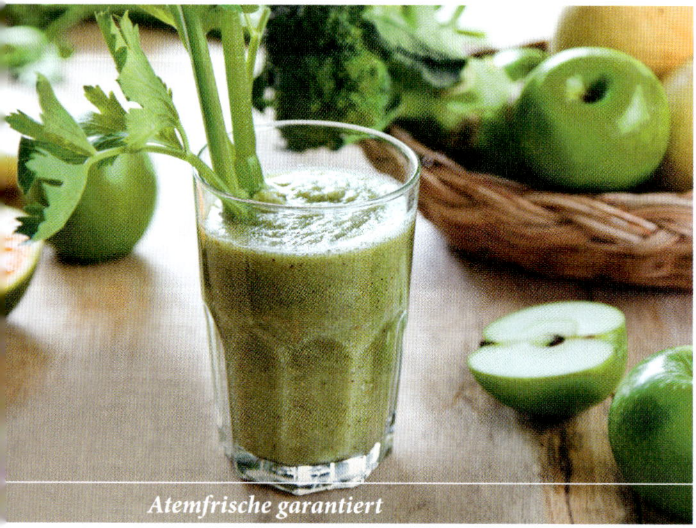
Atemfrische garantiert

Ebenso ist das in grünen Blättern enthaltene Chlorophyll bestens zum Neutralisieren starker Gerüche geeignet. Zitronensaft regt den Speichelfluss an, besonders wenn Sie ihn warm trinken. Auch die ätherischen Öle aus Ingwer helfen gegen schlechten Atem. Sellerie wirkt gegen Fäulnisbakterien im Mund.

Meiden Sie Knoblauch, Zwiebeln und Kaffee sowie Alkohol und Tabak.

Heilende Smoothies (Rezepte jeweils für 4 Gläser à ca. 250 ml)

Apfel-Ingwer-Smoothie

Einfach, schnell und effektiv

3 Äpfel • 1 Handvoll Feldsalat • 3 Stangen Sellerie • 1 kleines Stück Ingwer (ca. 1 cm lang) • 1 Prise Stevia • ca. 500 ml Wasser

Den Smoothie nach der Basisanleitung (ab Seite 35) zubereiten.

Orange-Eukalyptus-Smoothie

Ein Winter-Smoothie gegen Halitosis

3 Orangen • Saft von 1 Zitrone • 1 Handvoll Grünkohl • 1 kleine Handvoll Kamille • 1 kleines Stück Ingwer (ca. 0,5 cm lang) • 1 Prise Stevia • 500 ml kalter Eukalyptustee

Den Smoothie nach der Basisanleitung (ab Seite 35) zubereiten.

Ananas mit Minze

Erfrischt fruchtig den Atem

½ Ananas • Saft von 1 Zitrone • 1 Handvoll Minze • 300 ml Kokoswasser • ca. 200 ml Wasser

Den Smoothie nach der Basisanleitung (ab Seite 35) zubereiten.

Mundschleimhaut- und Zahnfleischentzündung

Erkrankungen des Zahnfleischs und der Mundschleimhaut werden verursacht durch allergieauslösende Substanzen, Infektionen oder aber Überempfindlichkeit gegen Materialien des Zahnersatzes bzw. von kieferorthopädischen Spangen. Auch Fehlernährung kann zu Entzündungen von Mundschleimhaut und Zahnfleisch führen.

Symptome, Ursachen und Behandlung

Spritzgifte von Zitrusfrüchten, Obst, Salat und Gemüse können zu bläschenartigen Ausschlägen im Mund (Aphthen) und zu Entzündungen des Zahnfleischs führen (Gingivitis). Mundschleimhaut und Zahnfleisch zeigen auch aufgrund anderer Beschwerden (siehe unten) Bläschen, Entzündungen und Vereiterungen. Ist der Zahnfleischsaum schwammig, bläulich verfärbt und verdickt, handelt es sich um eine beginnende Parodontitis *(parodontitis marginalis superficialis)*. Eine chronische Zahnfleischentzündung kann eine bestehende Parodontitis verstärken oder auslösen. Das Zahnfleisch bildet dann Taschen, die allmählich immer tiefer werden können. Parodontitis ist meist nicht mit Schmerzen verbunden, was tückischerweise dazu führen kann, dass sie nicht behandelt wird. Im Endeffekt raubt sie dem Zahn seinen Halt im Kieferknochen und führt langfristig zum Zahnverlust.

Es gibt akute oder chronische Entzündungen des Zahnfleischs (Gingiva), die durch Zahnbelag (Plaque) mitverursacht werden. Andere Faktoren können die Entzündung verstärken. Weitere Erkrankungen des Zahnfleischs entstehen unabhängig von Plaquebildung. Bei Erkrankungen der Mundhöhle wie etwa Mundfäule bei Kindern, Rachen- und Mandelentzündung, Herpes simplex, bakteriellen Infektionen oder Infektionen infolge von Erkrankungen des Magen-Darm-Trakts ist meistens das Zahnfleisch mitbetroffen. Erreger können alle in der Mundflora vorkommenden Bakterien sowie Escherichia coli sein.

Mit intensiver Mundhygiene und zuckerarmer Ernährung lässt sich Gingivitis sowohl verhindern als auch behandeln. Bei beginnender und bestehender Parodontitis sollten Sie umgehend den Zahnarzt aufsuchen.

Der Gebrauch von Zahnpasta, Zahnseide, Zwischenraumbürstchen, Munddusche und Spülungen ist nachweislich wirksam und empfehlenswert. All diese Hilfsmittel gleichen aber nicht die Folgen eines durch Fehlernährung gestörten Stoffwechsels aus, der die Zähne ebenfalls angreift.

Die Ayurveda-Medizin empfiehlt seit Jahrtausenden das »Ölziehen« mit Sesam- oder reinem Kokosöl für weiße Zähne und gesundes Zahnfleisch. Dazu nimmt man morgens 1 EL hochwertiges Öl in den Mund, zieht es – idealerweise 15 bis 20 Minuten lang – durch die Zähne und spült dann den Mund kräftig aus. Das Öl bindet schädliche Keime und Schadstoffe und macht die Zähne glänzend weiß.

Zur morgendlichen Mundhygiene sollte auch die Säuberung der Zunge gehören. Zungenschaber dafür gibt es in gut sortierten Drogerien. Sie können den Belag auch mit einer eigenen Zahnbürste nur für diesen Zweck entfernen.

Heilende Nahrung

Empfehlenswert ist eine dauerhafte Ernährungsumstellung, mit der Sie eine ausreichende Zufuhr von Vitaminen, Mineralstoffen, Spurenelementen und Ballaststoffen erreichen. Eine ausgewogene, möglichst zuckerarme Vollwertkost enthält alle notwendigen Komponenten. Dieser Ernährungsumstellung kann eine Darmreinigungskur für die Stabilisierung und Kräftigung der Darmflora vorausgehen.

Vermeiden Sie Disaccharide (Doppelzucker), denn diese stören die Mundflora erheblich. Darunter fallen weißer Haushaltszucker, Rohr- und Rübenzucker. Als Alternative ist der Zuckeraustauschstoff Xylitol empfehlen, denn er wirkt trotz seiner Süße sehr positiv auf die Zahngesundheit. Ein Zuviel an Obst und vor allem Obstsäften kann übrigens ebenfalls zur Vermehrung schädlicher Bakterien führen.

Heilende Smoothies (Rezepte jeweils für 4 Gläser à ca. 250 ml)

Green Veggies

Ein cremiger Gemüse-Smoothie, der Fäulnisbakterien im Mund bekämpft

½ Gurke • 1 Apfel • 1 Avocado • ½ Fenchelknolle •
1 Handvoll Spinat • 1 Prise Xylitol • ca. 400 ml Wasser

Den Smoothie nach der Basisanleitung (ab Seite 35) zubereiten.

Himbeer-Guaven-Smoothie

Beeren gehören zu den zuckerärmsten Obstsorten

400 g Himbeeren • 2 Guaven • 1 Prise Xylitol •
300 ml Kokoswasser • ca. 200 ml Wasser

Den Smoothie nach der Basisanleitung (ab Seite 35) zubereiten.

Aprikosen-Karotten-Smoothie

Aprikosen sind mit 9 Gramm Fruktose pro 100 Gramm Frucht sehr zuckerarm

300 g Aprikosen • 1 Karotte • 1 kleines Stück Ingwer (ca. 0,5 cm lang) • 1 Prise Xylitol • 300 ml Karottensaft • ca. 200 ml Wasser

Falls Sie keinen Hochleistungsmixer verwenden, die Karotte vorher raspeln, um das Mixen zu erleichtern. Den Smoothie nach der Basisanleitung (ab Seite 35) zubereiten.

Nervöse Unruhe (Nervosität)

Es ist völlig normal, dass einen gelegentlich Nervosität und Unruhe plagen. Schon wenn die Anforderungen des Alltags ständig zunehmen und Zeitnot und Hektik verursachen, sind Schlafstörungen am Abend und Unruhe tagsüber nichts Ungewöhnliches, ganz zu schweigen von bevorstehenden Belastungen, schwierigen Entscheidungen und den einschneidenden Ereignissen des Lebens.

Unter Nervosität versteht man im medizinischen Sinne ein Nebeneinander von krankhafter Erregbarkeit der psychischen Funktionen und sehr rasch eintretender Erschöpfung. In der Regel treten diese Beschwerden nur phasenweise auf und gehen von selbst vorbei. Manchmal aber halten sie an und überschatten das Leben.

Symptome, Ursachen und Behandlung

Innere Unruhe kann sich auf unterschiedliche Art zeigen. Manche Menschen reagieren mit Symptomen, die vom Gehirn ausgehen: Sie fühlen sich überfordert und rastlos, können weder abschalten noch einschlafen. Gedanken schwirren durch den Kopf, und es fällt Ihnen schwer, sich zu konzentrieren und Ihre Aufgaben zu erledigen. Bei kleinsten Unregelmäßigkeiten im Alltag überreagieren die Betroffenen und geraten in Stress. Die vielfältigen Folgen reichen von Magenbeschwerden (siehe ab Seite 119) über Kurzatmigkeit, hohen Blutdruck (siehe ab Seite 69), Herzrasen, Herzbeklemmung, Augenzucken, Schlafstörungen (siehe ab Seite 141), Spannungskopfschmerz (siehe ab Seite 115), Potenz- und Verdauungsstörungen (siehe ab Seite 92 und 159) und Magendruck bis zu Niedergeschlagenheit und Depressionen (siehe ab Seite 79) sowie Antriebslosigkeit. Fast immer fühlen sich Hände und Füße kalt an, und in den unpassendsten Situationen werden einem die Hände feucht.

Die Beschwerden, die aus nervöser Übererregbarkeit und Erschöpfung resultieren, sind meist unspezifisch und können bei einer Vielzahl von körperlichen und seelischen Erkrankungen vorkommen. Typische Auslöser für Nervosität sind Trauer, Einsamkeit, Sorgen im Alltag, Überforderung und Stress (siehe ab Seite 149), Wechseljahre (siehe ab Seite 161), Prämenstruelles Syndrom, Wetterfühligkeit, Schlafstörungen (siehe ab Seite 141), depressive Verstimmungen (siehe ab Seite 79), aber auch chronische Vergiftungen etwa durch Kaffee, Alkohol oder Schadstoffe wie Quecksilber.

Die wichtigste therapeutische Maßnahme ist die Neuordnung der Lebensumstände in allen Bereichen, also Wohnumfeld, Ernährung, Bewegung, Familienleben, Freizeit- und Berufsgestaltung. Stressmindernde und entspannungsfördernde Maßnahmen sind gefragt. Äußerst nützlich ist meist eine Psychotherapie (Gesprächs- und Verhaltenstherapie), die Ihnen hilft, alte Muster zu bearbeiten und sich neu zu orientieren.

Heilende Nahrung

Altbewährte Heilpflanzen sind Baldrian und Hopfen, die beruhigend auf das Nervensystem wirken, ohne gleichzeitig müde zu machen. Zitronenmelisse wirkt Unruhe, Schlafstörungen, Reizbarkeit sowie weiteren nervlichen Beschwerden entgegen. Lavendel besitzt eine entspannende Wirkung.

Alle genannten Heilpflanzen eignen sich gut einzeln oder in Kombination als Tee gegen Nervosität. Lavendel können Sie auch aromatherapeutisch in einem Duftlämpchen verwenden oder mit etwas Mandelöl vermengt an den Schläfen einmassieren. Johanniskraut wirkt stimmungsaufhellend, sollte jedoch aufgrund der zu geringen Dosis im Aufguss als Fertigpräparat aus der Apotheke angewendet werden.

Der Verzehr von Kardamom und Bananen ist ebenfalls gegen nervöse Unruhe zu empfehlen. Außerdem sollten Sie eine ausreichende Versorgung mit dem Nervenmineral Magnesium sicherstellen. Kürbis- und Sonnenblumenkerne, Sesam, Bananen, Brennnesseln und Mangold, Papaya und Kiwi, Amaranth und Quinoa sowie Hülsenfrüchte sind hervorragende Magnesiumquellen.

Vermeiden sollten Sie künstliche Lebensmittelzusatzstoffe wie den Farbstoff Tartrazin (E 102), der in Gummibärchen und Fruchtgummi steckt und den Gehirnstoffwechsel aus dem Gleichgewicht bringen kann. Auch der Süßstoff Aspartam löst Stress und Nervosität aus. Überprüfen sollten Sie auch, ob bei Ihnen eine Gluten- oder Laktoseintoleranz bzw. -empfindlichkeit vorliegt. Neben ärztlichen Untersuchungen eignet sich dazu eine Eliminierungsdiät (siehe Seite 48).

Heilende Smoothies (Rezepte jeweils für 4 Gläser à ca. 250 ml)

Empfehlenswert sind außerdem die Ernährungstipps und Smoothies gegen Angstzustände (ab Seite 54).

Beruhigende Papaya

Magnesiumreicher Entspannungsdrink

300 g Papaya • 1 Banane • 3 grüne Kardamomkapseln • 300 ml Kokoswasser • ca. 200 ml Wasser

Den Smoothie nach der Basisanleitung (ab Seite 35) zubereiten.

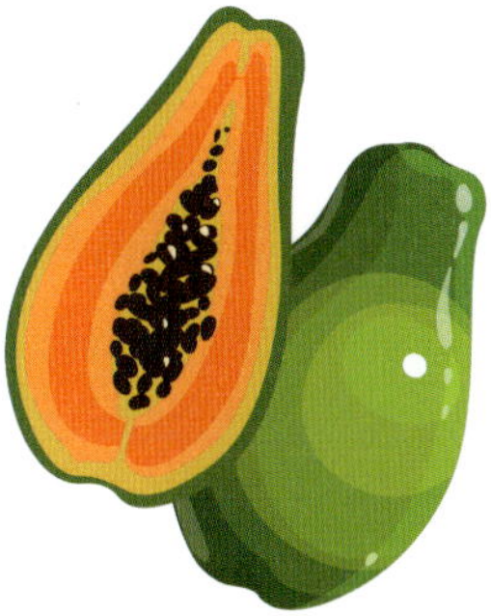

Kiwi-Mangold-Smoothie

Mit der besänftigenden Kraft von Chlorophyll und Lavendel

3 Kiwi • 1 Orange • 2 Blätter Mangold • 2 TL Weizengraspulver • ca. 500 ml kalter Lavendeltee

Den Smoothie nach der Basisanleitung (ab Seite 35) zubereiten.

Birnen-Smoothie mit Hopfen

Sanft, leicht und cremig zugleich – die ideale Nervennahrung

3 Birnen • 1 Banane • 1 EL Kokosöl • 1 Prise Stevia • 200 ml Kokoswasser • ca. 300 ml kalter Hopfentee

Den Smoothie nach der Basisanleitung (ab Seite 35) zubereiten.

Grünes Mental-Elixier

Vitalstoffreich und nervenstärkend

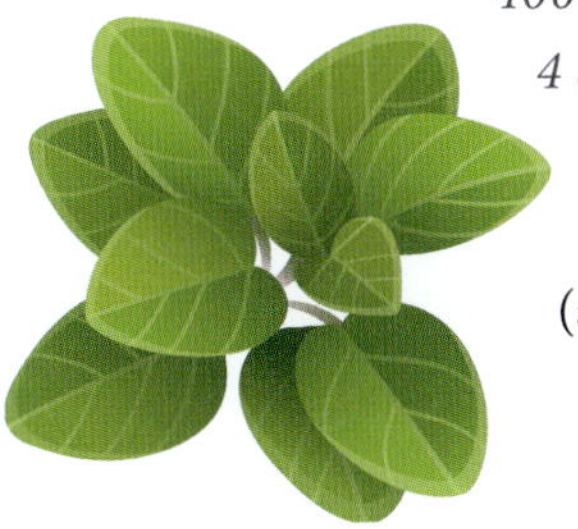

400 g Pflaumen • 1 kleine Handvoll Feldsalat • 4 Stängel Brennnessel • 3 Stängel frischer Lavendel • 1 EL Honig • ca. 500 ml Wasser

Den Smoothie nach der Basisanleitung (ab Seite 35) zubereiten.

Reizdarm

Das Reizdarmsyndrom gehört zu den häufigsten Magen-Darm-Erkrankungen. Im gesamten Magen-Darm-Trakt können dabei verschiedene Beschwerden auftreten.

Symptome, Ursachen und Behandlung

Die Reizdarm-Symptome können bei jedem anders ausfallen und zwischen einem halben und mehreren Jahren anhalten. Meistens bestehen Beschwerden wie Durchfall, Verstopfung, Bauchschmerzen und Blähungen. Die Symptome können einzeln oder in Kombination auftreten. Basierend darauf unterscheidet man zwischen drei Reizdarm-Typen: dem Durchfall-Reizdarm, dem Verstopfungs-Reizdarm und dem Reizdarm mit Verstopfung und Durchfall im Wechsel.

Reizschmerzen sind ganz typisch für den Reizdarm. Die Patienten empfinden sie unterschiedlich intensiv und an verschiedenen Stellen und charakterisieren sie variierend als Stechen, Brennen, Krämpfe oder Druckgefühl.

Manche Reizdarmpatienten leiden unter Durchfall. Der Drang, auf die Toilette zu gehen, tritt über den Tag verteilt ganz plötzlich auf. Andere leiden an Verstopfung, die zu einer harten Konsistenz des Stuhls führt. Die Häufigkeit des Stuhlgangs kann sich auf etwa dreimal pro Woche reduzieren.

Die Ursachen für die genannten Symptome müssen ärztlich abgeklärt werden, da sie auch auf andere Magen-Darm-Erkrankungen hinweisen können. Wenn die Diagnose Reizdarmsyndrom lautet, orientiert sich die Behandlung an den auftretenden Symptomen, da oft keine Ursache festzustellen ist. Mittlerweile geht man davon aus, dass mehrere Faktoren zum Reizdarmsyndrom führen können.

Obwohl die genauen Ursachen noch nicht bekannt sind, glaubt man, dass Entzündungen der Darmschleimhaut das Syndrom begünstigen. Bei den Betroffenen sind die Verdauungsabläufe gestört, obwohl der Darm an sich gesund ist. Auch ein Ungleichgewicht der Darmflora kann ein Grund für Blähungen und Durchfall sein. Psychischer Stress und Infektionen können ebenfalls eine Darmreizung verursachen.

Der wichtigste Teil der Behandlung ist die individuelle Ernährungsumstellung. Daneben können Sie pflanzliche Mittel und andere Medikamente anwenden. Kurzfristig ist auch die Einnahme von schmerzlindernden und krampflösenden Medikamenten sinnvoll, die in der Apotheke erhältlich sind. Gegen Bauchschmerzen kann rein symptomatisch auch eine Wärmflasche helfen.

Da Stress bei der Entstehung des Reizdarmsyndroms mitspielt, können Entspannungsmethoden wie Meditation und Yoga bei der Genesung helfen. Darüber hinaus wirkt Psychotherapie langfristig unterstützend bei der Bewältigung von Stress.

Heilende Nahrung

Ist die Ursache des Reizdarms nicht festzustellen, kann man nur die Symptome lindern. Obwohl nicht bewiesen ist, dass die Ernährungsweise das Syndrom verursachen kann, beeinflusst das Essverhalten oft die Symptome. Daher ist bei Reizdarm eine Ernährungsumstellung oft dringend zu empfehlen, denn Darmgesundheit und Ernährung sind in aller Regel eng verknüpft. Beim Essen sollten Sie vor allem auf kleine Portionen achten und die Nahrung möglichst langsam und in aller Ruhe zu sich nehmen, also gut und lange kauen. Das verhindert Krämpfe und Blähungen.

Kartoffeln, Spinat, Bananen und Beeren enthalten Ballaststoffe, welche die Darmflora verbessern und den Stuhlgang regulieren. Außerdem empfehlen sich Fenchel, Anis und Kümmel in Form von Tees, da die enthaltenen Wirkstoffe den Magen-Darm-Trakt beruhigen.

Reizdarmpatienten vertragen oft bestimme Nahrungsmittel wie Milchprodukte und glutenhaltige Lebensmittel, aber auch Kaffee, Nüsse, Eier oder Fruktose schlecht. Wer seine Unverträglichkeiten genau feststellen will, sollte ein Essenstagebuch führen. Darin notieren Sie über mehrere Wochen hinweg täglich genauestens Ihre Symptome und Ihren Speiseplan. Lassen Sie dabei nichts aus und notieren Sie auch mögliche Stressfaktoren. Die Protokolle ermöglichen es häufig, Zusammenhänge zwischen dem Lifestyle und den Reizdarm-Symptomen aufzudecken.

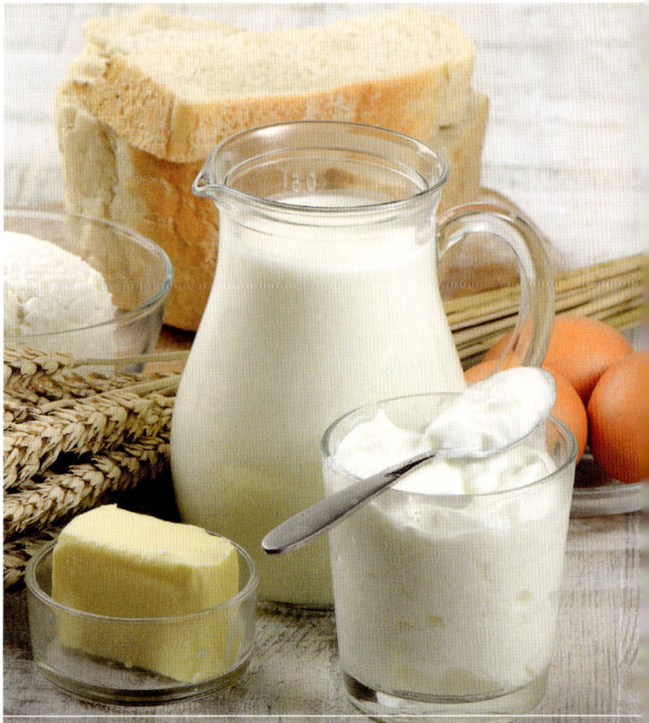

Bei Reizdarm oft unverträglich: Eier, Milch & Co.

Zu empfehlen ist eine Eliminierungsdiät (siehe Seite 48). Im Verdacht stehen Nahrungsmittel mit hohem Fodmap-Gehalt. Das sind fermentierende Oligosaccharide, Disaccharide, Monosaccharide und Polyole. Ist der Darmtrakt gesund, baut schon der Dünndarm diese Zuckeralkohole und Kohlenhydrate ab und neutralisiert sie. In einem kranken Verdauungstrakt können sie jedoch in den Dickdarm gelangen und Blähungen, Durchfall, Sodbrennen oder starke Bauchschmerzen verursachen.

Streicht man Lebensmittel mit hohem Fodmap-Gehalt (*fermentable oligo-, di- and monosaccharides and polyols;* gärfähige Mehrfach-, Zweifach- und Einfachzucker sowie mehrwertige Alkohole) über mehrere Wochen vom Speiseplan, allem voran Weizen, tritt mitunter schnell eine Besserung der Symptome ein. Der Fodmap-Gehalt hängt bei Obst häufig vom Reifegrad ab, generell können Sie sich aber an den folgenden beiden Tabellen orientieren.

Fodmap-reiche Lebensmittel (bei Reizdarm reduzieren oder meiden)

Obst	Gemüse	Milchprodukte & Alternativen	Getreide	Sonstige Lebensmittel
Apfel	Artischocke	Buttermilch	Gerste	Agavensirup
Aprikosen	Blattkohl	Frischkäse	Roggen	Fruktosesirup
Birne	Blumenkohl	Joghurt	Weizen	Honig
Brombeeren	Chicorée	Kondensmilch		Ketchup
Datteln	Erbsen	Milch		Margarine
Johannisbeeren	Knoblauch	Sahne		
Kirschen	Linsen	Sauerrahm		
Litschis	Pilze			
Mango	Rote Bete			
Nektarine	Spargel			
Pampelmuse	Wirsing			
Pfirsich	Zuckermais			
Pflaumen	Zwiebel			
Wassermelone				

Fodmap-arme Lebensmittel (bei Reizdarm empfehlenswert)

Obst	Gemüse	Milchprodukte & Alternativen	Getreide & Alternativen	Sonstige Lebensmittel
Ananas	Aubergine	Brie	Buchweizen	Ahornsirup
Banane	Blattsalat	Butter	Hafer	Eier
Clementinen	Brokkoli	Camembert	Hirse	Essig
Erdbeeren	Fenchel	Cheddar	Mais	Fisch
Grapefruit	Gurke	Feta	Quinoa	Fleisch
Heidelbeeren	Ingwer	Haferdrink	Reis	Meeresfrüchte
Himbeeren	Karotten	Hartkäse	Tapioka	Nüsse
Honigmelone	Kartoffeln	Kokosmilch		Olivenöl
Kiwi	Kohlrabi	Laktosefreie Produkte		Rapsöl
Limette	Kürbis	Mozzarella		
Mandarine	Mangold	Parmesan		
Orange	Okra	Reisdrink		
Papaya	Oliven			
Pomelo	Paprika			
Rhabarber	Pastinake			
Weintrauben	Petersilie			
Zitronen	Rettich			
	Rosenkohl			
	Schnittlauch			
	Spinat			
	Sprossen			
	Tomaten			
	Weißkohl			
	Zucchini			

Heilende Smoothies (Rezepte jeweils für 4 Gläser à ca. 250 ml)

Bei Verstopfung sind auch die Ernährungstipps und Smoothies ab Seite 160 empfehlenswert, bei Durchfall jene ab Seite 92.

Healing Pineapple

Fodmap-arm und reich an Ballaststoffen

½ Ananas • 1 Handvoll Spinat • 1 kleines Stück Ingwer (ca. 1 cm lang) • 1 TL Flohsamen • ca. 300 ml Kokoswasser • ca. 200 ml Wasser

Den Smoothie nach der Basisanleitung (ab Seite 35) zubereiten.

Kokos-Erdbeer-Smoothie mit Karotte

Cremig, vitalstoffreich und darmfreundlich

1 Karotte • 500 g Erdbeeren • 1 EL Ahornsirup • 300 ml Kokosmilch • ca. 150 ml Wasser

Falls Sie keinen Hochleistungsmixer verwenden, die Karotte raspeln, um das Mixen zu erleichtern. Den Smoothie nach der Basisanleitung (ab Seite 35) zubereiten.

Blue Rice Smoothie

Sättigender Frühstücks-Smoothie

100 g gekochter brauner Reis • 1 Banane • 300 g Heidelbeeren • 1 Prise Zimt • 300 ml Reisdrink • ca. 200 ml Wasser

Den Smoothie nach der Basisanleitung (ab Seite 35) zubereiten.

Grüner Weintrauben-Smoothie

Erfrischend und leicht

300 g grüne Weintrauben • 1 Mandarine • 1 kleine Handvoll Rucola • ca. 500 ml Wasser

Den Smoothie nach der Basisanleitung (ab Seite 35) zubereiten.

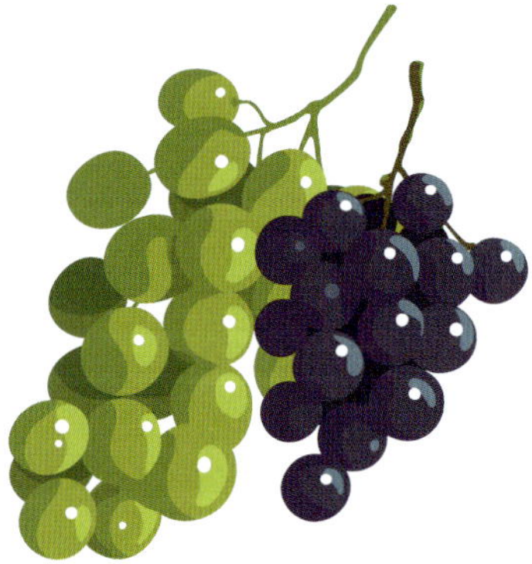

Schlaflosigkeit (Insomnie)

Die meisten von uns kennen Nächte, in denen wir zwar hundemüde sind, aber vor lauter Sorgen oder Grübeln einfach nicht in den Schlaf finden. Einige Nächte lang ist dies durchaus zu ertragen. Wenn sich der Schlafmangel jedoch zur chronischen Störung entwickelt, sollten Sie dagegen aktiv werden.

Symptome, Ursachen und Behandlung

Bevor Sie von einer Schlafstörung sprechen, klären Sie, wie viel Schlaf Sie im Normalfall benötigen, denn der natürliche Bedarf nimmt mit dem Alter ab. Während Jugendliche etwa neun Stunden pro Nacht schlafen, sind es bei Erwachsenen nur acht und ab etwa 60 Jahren nur noch sieben Stunden. Außerdem gibt es große Unterschiede zwischen Abend- und Morgenmenschen, sogenannten Eulen und Lerchen. Die innere Uhr der Abendmenschen lässt sie abends leicht zwei Stunden länger wach und munter bleiben, weshalb sie am Morgen erst später fit sind. Bei einem solchen Biorhythmus und bei abnehmendem Schlafbedarf im Alter ist keine Schlafstörung gegeben.

Die Insomnie hindert die Betroffenen am Ein- und/oder Durchschlafen. Sie empfinden den Schlaf dann chronisch als zu wenig erholsam. Oft können Betroffene nicht weiterschlafen und stehen frühmorgens auf. Die Ursachen sind in den meisten Fällen innere Unruhe, Depressionen, Angststörungen oder Suchtkrankheiten. Der häufige Zusammenhang zwischen Insomnie und psychischen Erkrankungen legt eine psychotherapeutische oder psychiatrische Behandlung nahe.

Insomnie kann aber auch unabhängig von psychischen Erkrankungen auftreten. Mitunter ist Schlaflosigkeit eine Nebenwirkung von Medikamenten. Dies kann unter anderem bei Antidepressiva, Verhütungspräparaten, Diätpillen und Cortison der Fall sein. Haben Sie diesen Verdacht, sprechen Sie mit Ihrem behandelnden Arzt, um gemeinsam eine Alternative zu dem Präparat zu finden.

Bei schweren Schlafbeschwerden sollten sich Betroffene an einen Arzt oder Schlafspezialisten wenden. Zur Behandlung von leichter Insomnie können Sie diverse Strategien zur Selbsttherapie ausprobieren. Von Schlaftabletten als Selbstmedikation auf Dauer ist unbedingt abzuraten, denn sie können eine Auseinandersetzung mit den Ursachen der Schlaflosigkeit keineswegs ersetzen.

Eine ausreichende Sauerstoffversorgung bei Nacht ist eine wichtige Voraussetzung für gesunden Schlaf. Besonders wichtig bei Schlafbeschwerden ist ein gutes Bett mit

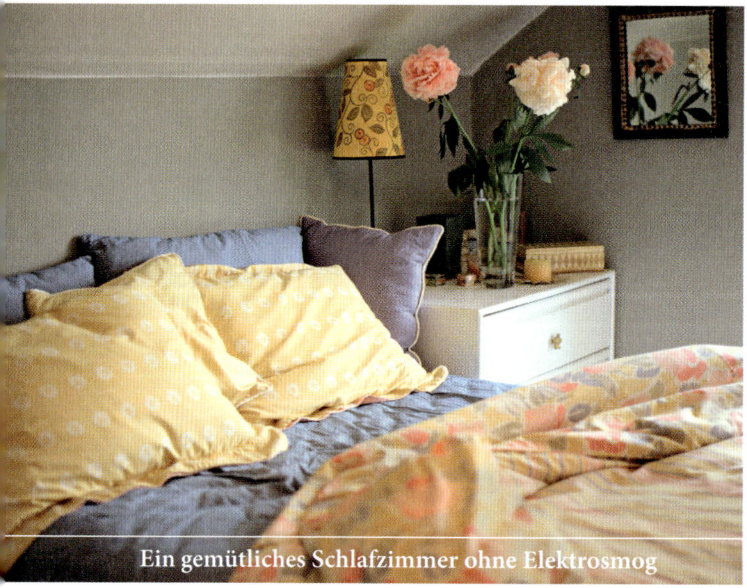

Ein gemütliches Schlafzimmer ohne Elektrosmog

einer Matratze aus punktelastischem Kaltschaum. Reduzieren Sie den Elektrosmog im Schlafzimmer, indem Sie alle Elektrogeräte nachts komplett von der Stromversorgung trennen, einschließlich Handy, Smartphone & Co. Die Nutzung von Handy, Tablet oder PC sollten Sie mindestens eine Stunde vor der Schlafenszeit beenden, denn die Displays strahlen viel blaues Licht aus. Es ähnelt der Sonnenstrahlung und stört damit nicht nur unsere empfindliche innere Uhr, sondern auch die Schlafqualität, weil blaues Licht die Produktion des Schlafhormons Melatonin bremst.

Am wichtigsten ist oft die intensive Prüfung der gesamten Lebenssituation. Diese können Sie anhand eines abendlichen Journals vornehmen oder im Gespräch mit Freunden und Familienmitgliedern oder im Rahmen einer Psychotherapie.

Was stört Ihren Schlaf, erschöpft Sie bis zur Ruhelosigkeit und raubt Ihnen die innere Balance? Mitunter ergibt eine solche Reflexion klar umsetzbare Maßnahmen, mit denen Sie Ihre Lage verbessern können – oft auch in scheinbar hoffnungslosen Situationen. In der Regel sollten Sie Ihre Gesundheit in den Mittelpunkt stellen und Ihrem Wohlbefinden Priorität einräumen. Yoga oder autogenes Training unterstützen Sie bei der inneren Entspannung.

Heilende Nahrung

Da Insomnie von innerer Unruhe begleitet wird, sollten Sie Nahrungs- und Hausmittel anwenden, die die Nerven beruhigen. Johanniskraut, Baldrian, Lavendel, Melisse, Passionsblume und Hopfen wirken als Tee zubereitet beruhigend. Diesen sollten Sie kurz vor dem Schlafengehen trinken. Fürs Abendessen eignen sich eiweißhaltige Lebensmittel, weil Eiweiße leichter zu verdauen sind als Fette und Kohlenhydrate.

Auf koffeinhaltige Getränke und Nikotin sollten Sie bei Insomnie schon ab dem Nachmittag verzichten. Zitrussäure und Alkohol sind vor dem Schlafengehen kontraproduktiv, da sie den Kreislauf anregen.

Haben Sie Krämpfe in den Beinen? Dies könnte auf Magnesiummangel hinweisen. Wirken Sie diesem mit magnesiumreicher Ernährung entgegen und genießen Sie Nüsse, Hafer, Kürbis- und Sonnenblumenkerne, Sesam, Bananen, Papaya und Kiwi.

Vitamin-B-haltige Lebensmittel helfen beim Stressabbau und sind deshalb bei Insomnie nützlich. Unter den Vitamin-B-Lieferanten eignen sich vor allem Nüsse und Bananen als Smoothiezutaten.

Vanille wird schon lange gegen Schlafstörungen eingesetzt. Auch heute noch ist ihre beruhigende Wirkung ein sinnvolles und sanftes Mittel gegen Insomnie.

Heilende Smoothies (Rezepte jeweils für 4 Gläser à ca. 250 ml)

Sinnvoll sind gegebenenfalls auch die Ernährungstipps und Rezepte gegen Stress (ab Seite 150), Angstzustände (ab Seite 54) sowie Nervosität (ab Seite 134).

Nussiger Himbeer-Smoothie mit Joghurt

Lecker und besänftigend

300 g Himbeeren • 1 Banane • 100 g Haselnusskerne • 1 Vanilleschote • 2 TL Ahornsirup • 300 ml Joghurt • ca. 200 ml Mandeldrink

Den Smoothie nach der Basisanleitung (ab Seite 35) zubereiten.

Good Night Drink

Ein leichter Smoothie, auch für den Abend

2 Birnen • ½ Fenchelknolle • ½ Gurke • 1 Prise Stevia • 2 grüne Kardamomkapseln • ca. 400 ml kalter Lavendeltee

Den Smoothie nach der Basisanleitung (ab Seite 35) zubereiten.

Green Peace

Als Baldriangewächs wirkt Feldsalat beruhigend auf die Nerven

3 Kiwis • 200 g Weintrauben • 1 Handvoll Feldsalat • ca. 400 ml kalter Passionsblumentee

Den Smoothie nach der Basisanleitung (ab Seite 35) zubereiten.

Schwangerschafts- und Stillbeschwerden

So individuell unterschiedlich, wie alle Frauen sind, ist auch jede Schwangerschaft und Stillzeit. Diese Lebensphasen besitzen ihren ganz eigenen Zauber, aber nicht nur das heranwachsende neue Leben verbindet alle Schwangeren, sondern in vielen Fällen leider auch die Beschwerden, die oft ihre Schatten auf diese besondere Zeit werfen. Sowohl während der Schwangerschaft als auch in der Stillzeit ist der Nährstoffbedarf erhöht. Der Kalorienbedarf für das Stillen übersteigt in den ersten Monaten sogar den während der Schwangerschaft. Auf diese Weise bauen sich ganz natürlich und allmählich die Fettreserven ab, die Mütter während der Schwangerschaft angesetzt haben.

Symptome, Ursachen und Behandlung

Schwangerschaftsübelkeit, Wassereinlagerungen und Nährstoffmangel sind häufige Beschwerden von Schwangeren. Mehr als jede zweite aller werdenden Mütter leidet im ersten Schwangerschaftsdrittel unter Übelkeit, die morgens und tagsüber auftreten kann. Sie verursacht manchmal nur ein flaues Gefühl im Magen, kann aber auch zu starkem Erbrechen führen. Manchmal sind diese Symptome von Sodbrennen begleitet. Schwangerschaftsübelkeit ist in aller Regel harmlos für Mutter und Kind. Wenn die Schwangere allerdings nahezu jede Mahlzeit erbricht und die Nahrungsaufnahme darunter leidet, sollte sie einen Arzt hinzuziehen, da Dehydratation (Austrocknung), Gewichtsverlust und Nährstoffunterversorgung die Folge sein können.

Man vermutet, dass Übelkeit während der Schwangerschaft mit Vitamin-B_6-Mangel, erhöhter Geruchsempfindlichkeit und verminderter Muskelspannung am Mageneingang zusammenhängt. Daher ist eine verstärkte Aufnahme von Vitamin B_6 zu empfehlen. Neben ernährungsspezifischen Maßnahmen sind Akupressur und Fußreflexzonenmassagen geeignet, Schwangerschaftsübelkeit zu bekämpfen.

Wassereinlagerungen entstehen meist im letzten Schwangerschaftsdrittel. Vor allem die Arme und Beine schwellen an, weil das Gewebe Wasser einlagert. Wahrscheinlich ist dafür das Hormon Progesteron verantwortlich, das für die Auflockerung des Gewebes sorgt und damit für Wasser aus dem Blut aufnahmefähiger macht.

Leichte Bewegung wie Spaziergänge und ausgewogene Ernährung wirken Wassereinlagerungen entgegen. Ausreichende Flüssigkeitszufuhr und das Hochlegen der Beine, Kompressionsstrümpfe, Ruhe und Entspannung sind ebenfalls nützliche Maßnahmen gegen die Beschwerden.

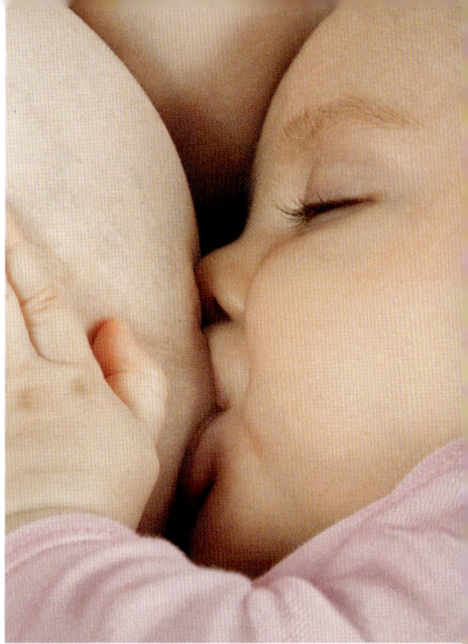
Auch während der Stillzeit ist ausgewogene Ernährung ein Muss

Viele Schwangere sind zusätzlich von Nährstoffmängeln betroffen. Eisenmangel ist nur eine der häufigsten Mangelerscheinungen. Der schwangere Körper hat auch einen größeren Bedarf an Magnesium, Folsäure, Eiweiß, Jod und Kalzium. Je nach Nährstoff kann man leichte Defizite durch die richtige Ernährung ausgleichen. Da der Bedarf an den genannten Nährstoffen aber während der Schwangerschaft stark erhöht ist, müssen Schwangere oft Nährstoffpräparate einnehmen, insbesondere wenn bereits ein Mangel besteht und nicht nur durch geeignete Lebensmittel zu beheben ist. Stellt der Arzt einen Mangel fest, hängt es von der Schwere des Mangels und dem ärztlichen Ermessen ab, ob er ein Präparat verschreibt.

In jedem Fall sollten sich Schwangere besonders ausgewogen ernähren, denn vitalstoffreiche Nahrung stellt für den Körper stets die beste Quelle für Mineralien und Vitamine dar. Clean Eating und Vollwerternährung bieten dafür gute Orientierungshilfen. Essen Sie das Ihnen mögliche Maximum an natürlichen Lebensmitteln, bereiten Sie Ihre Speisen am besten frisch zu und vermeiden Sie industriell verarbeitete Produkte, stark zuckerhaltige Süßwaren und Weißmehl. All das nimmt Ihrem Körper mehr Vitalität, als es ihm zuführt. Mehr dazu erfahren Sie ab Seite 11.

Ähnlich wie in der Schwangerschaft ist während der Stillzeit aufgrund der Milchproduktion der Nährstoff- und Energiebedarf der Mutter stark erhöht. Daher sollten Stillende sich weiterhin sehr eiweiß-, mineralstoff- und vitaminreich ernähren. Nach ärztlicher Empfehlung können auch weiterhin Nährstoffpräparate notwendig sein.

Generell gilt, dass die Mutter nicht übermäßig viel, aber auch nicht zu wenig essen, sondern sich nach ihrem Hungergefühl richten sollte. Der hohe Energiebedarf des Stillens baut die Schwangerschaftskilos langsam und im eigenen Rhythmus des Körpers ab. Eine Diät ist während der Stillzeit deshalb weder notwendig noch ratsam.

Die meisten stillenden Mütter verlieren im dritten bis sechsten Monat nach der Geburt den Großteil der zusätzlichen Pfunde. Von Fall zu Fall kann dies, meist stressbedingt, auch erst später geschehen. Geben Sie sich und Ihrem Körper in diesem Fall Zeit und Ruhe und setzen Sie sich nicht unter Druck. Sie ermöglichen Ihrem Kind mit der Muttermilch einen wunderbaren Start ins Leben und legen den Grundstein für seine Gesundheit. Dies ist durch nichts in der Welt aufzuwiegen.

Heilende Nahrung

Ingwerkapseln, roher Ingwer zum Kauen oder frisch gebrühter Ingwertee (Bio-Ingwer samt Schale verwenden) dämmen die Schwangerschaftsübelkeit ein und haben sich bei vielen Frauen als hilfreich erwiesen. Wichtig: Ingwer ist nur in den ersten Monaten der Schwangerschaft empfehlenswert, da er zu Ende der Schwangerschaft wehenfördernd wirken kann.

Ihre Mahlzeiten sollten Sie in zweistündigen Abständen und in entsprechend kleineren Portionen einnehmen. Zu fettige und zu stark gewürzte Speisen sollten Sie in jedem Fall meiden.

Kaliumhaltiges Obst und Gemüse wirkt entwässernd und sollte mehrmals täglich verzehrt werden. Zu den entwässernden und außerdem vitalstoffreichen Lebensmitteln gehören Ananas, Kirschen, Birnen, Weintrauben, Wassermelonen, Beeren, Spargel, Gurken, Rote Bete, Avocado, Tomaten, Spinat, Paprika und Brokkoli.

Während der Schwangerschaft sollten Sie wegen des erhöhten Bedarfs an Folsäure viel grünes Gemüse wie Brokkoli, Spinat, Grünkohl und Vollkornprodukte genießen. Der große Bedarf an Folsäure kann aber häufig nur mit Tabletten gedeckt werden.

Bei Jodmangel gilt es, täglich jodiertes Salz und Milchprodukte zu sich zu nehmen. In der Regel sind aber Jodtabletten notwendig.

Gegen Eisenmangel beugen eisenhaltige Lebensmittel vor. Abgesehen von Enten- und Kalbsleber sind grüne Erbsen, weiße Bohnen, Weizenkleie, Hühnereigelb, Pistazien, Kürbiskerne und Pfifferlinge eisenhaltig. Auch Wildkräuter, Rote Bete und ihre Blätter, Melasse, Mandeln und Petersilie liefern viel Eisen. Dazu empfiehlt sich ein Glas Orangensaft oder etwas Zitronensaft, da das Vitamin C daraus die Aufnahme von Eisen im Körper begünstigt.

Besonders eiweißhaltige Nahrung empfiehlt sich ab dem vierten Monat der Schwangerschaft, da Eiweiß für das Zellwachstum unabdingbar ist. Hülsenfrüchte und Vollkornprodukte sowie Milchprodukte und Eier, aber auch Nüsse, Samen und Sprossen beliefern den Körper mit Eiweiß.

Um dem Baby Koliken zu ersparen, muss man dessen Reaktionen auf verschiedene Lebensmittel berücksichtigen, die die Mutter jeweils vor dem Stillen gegessen hat. In der Regel legen sich die Verdauungsbeschwerden von Säuglingen innerhalb der ersten drei Monate mit der Reifung des kindlichen Verdauungstrakts von selbst. Mitunter schlucken Babys beim Stillen oder Nuckeln zu viel Luft, was zu Blähungen führen kann. Über Gegenmaßnahmen erkundigen Sie sich am besten in einer

Stillberatung. An sich gilt: Stillende Mütter sollten sich per se nichts in der Küche verbieten. Treten beim Kind Unverträglichkeiten wie ein wunder Po nach zu viel Zitrusfrüchten oder Blähungen nach Kohlgemüse auf, können Sie Ihre Ernährung für einige Wochen entsprechend umstellen. Meist verschwinden die Problemchen mit zunehmender Reife des Kinds.

Manche Säuglinge vertragen Hülsenfrüchte, Knoblauch, Kohl und Zwiebeln nicht gut. Möhren, Brokkoli, Fenchel, Spinat, Apfel, Bananen, Trauben und Aprikosen gehören hingegen zu den Obst- und Gemüsesorten, die Säuglinge in der Stillzeit gut aufnehmen können. Sie liefern eine Vielzahl an Nährstoffen und beugen zugleich Blähungen beim Baby vor.

Heilende Smoothies (Rezepte jeweils für 4 Gläser à ca. 250 ml)

Bei Eisenmangel sind außerdem auch die Maßnahmen und Smoothies gegen Anämie empfehlenswert (ab Seite 51).

Light Ginger

Ideal bei Schwangerschaftsübelkeit

2 Äpfel • ½ Gurke • 1 Rote Bete • 3 Rote-Bete-Blätter • 1 kleines Stück Ingwer (ca. 1 cm lang) • 1 Prise Stevia • ca. 500 ml Wasser

Für einen leistungsschwachen Mixer die Rote Bete vor der Zubereitung fein reiben. Den Smoothie nach der Basisanleitung (ab Seite 35) zubereiten.

Iron Cherry

Reich an Eisen, zusätzlich entwässernd und vitalisierend

500 g entsteinte Kirschen • 80 g Mandeln • 1 EL Melasse • 1 EL Kürbiskerne • 2 TL Agavensirup • 300 ml Mandeldrink • ca. 200 ml Joghurt oder veganer Joghurtersatz

Den Smoothie nach der Basisanleitung (ab Seite 35) zubereiten.

Grüner Pfirsich-Smoothie

Reich an Folsäure

400 g Pfirsich • 1 Birne • 150 g Brokkoli • 1 Handvoll Spinat • 300 ml Kokoswasser • ca. 200 ml Wasser

Den Smoothie nach der Basisanleitung (ab Seite 35) zubereiten.

Healthy Momma Protein Shake

Voll von Eiweiß und Vitalstoffen in ihrer reinsten Form!

2 Mangos • 1 Banane • 1 kleine Handvoll Löwenzahn • 1 EL Weizengraspulver • 4 EL Hanfproteinpulver (alternativ Hanfmehl oder geschälte Hanfsamen) • 300 ml Mandeldrink • ca. 200 ml Wasser

Den Smoothie nach der Basisanleitung (ab Seite 35) zubereiten.

Plum Mom

Chia-Samen liefern viel Kalzium, Protein und ungesättigte Fettsäuren

3 EL Chia-Samen • 400 g Pflaumen • 1 Avocado • 1 Prise Stevia • 300 ml Haferdrink • ca. 200 ml Wasser

Für einen leistungsschwachen Mixer die Chia-Samen vor der Zubereitung etwa 30 Minuten im Haferdrink einweichen. Den Smoothie nach der Basisanleitung (ab Seite 35) zubereiten.

Milder Fenchel-Smoothie

Ein sanfter Smoothie, der die Milchproduktion anregt und die Verdauung des Säuglings schont

2 Äpfel • 1 Fenchelknolle • 1 Handvoll Feldsalat • 2 EL Hanfmehl (alternativ Hanfprotein oder geschälte Hanfsamen) • 1 Prise Stevia • 300 ml Mandeldrink • ca. 200 ml Wasser

Den Smoothie nach der Basisanleitung (ab Seite 35) zubereiten.

Booby Buster

Als laktogene Lebensmittel fördern Hafer und Sesam die Milchproduktion

300 g dunkle Weintrauben • 2 Bananen • 100 g Haferflocken • 3 EL Sesam • 2 TL Kokosblütenzucker • 1 Vanilleschote • 1 Prise Zimt • 400 ml Haferdrink

Den Smoothie nach der Basisanleitung (ab Seite 35) zubereiten.

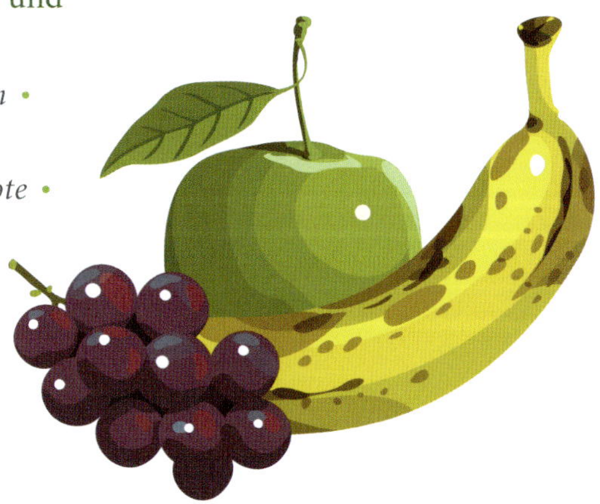

Stress und Burn-out-Syndrom

Stress ist die natürliche Reaktion des Körpers auf besondere Herausforderungen und hilft bei deren Bewältigung. Permanenter Stress kann jedoch dem Körper und der Seele schaden und führt bei manchen Menschen zum Burn-out-Syndrom.

Symptome, Ursachen und Behandlung

Anzeichen von Burn-out sind vor allem anhaltende Erschöpfung und Müdigkeit. Betroffene sind weniger leistungsfähig als zuvor und empfinden auch einfache Aufgaben als belastend. Hinzu kommen psychische Symptome wie Apathie, emotionales Leeregefühl und der Verlust von Lebensfreude. Konzentrationsschwäche, Schlafstörungen und Verdauungsprobleme sind ebenfalls typische Begleitbeschwerden.

Die Vernachlässigung von Erholung und Entspannung scheint die Hauptursache für das Auftreten des Burn-out-Syndroms zu sein. Die Betroffenen schieben Erholungspausen vor sich her und verlernen, zur Ruhe zu kommen und einen Gang zurückzuschalten. Der Grund dafür sind oft Schuldgefühle, überhöhte Erwartungen an sich selbst und das Gefühl, anfallende Arbeit unbedingt selbst erledigen zu müssen. Die Überarbeitung führt schließlich dazu, dass die Energiereserven aufgebraucht sind und die Patienten sich ausgebrannt fühlen.

Bei der Entwicklung des Burn-out-Syndroms durch psychischen Stress spielt auch die Regulierung der Stresshormone eine Rolle. Der Körper reagiert auf Stresssituationen mit einer überschießenden Adrenalinausschüttung, die viele der Burn-out-Symptome verursacht. Die vermehrte Ausschüttung des Stresshormons Adrenalin kippt das hormonelle Gleichgewicht und verursacht Nervosität und Unruhe. Der Körper kann sofort Adrenalin ausschütten, während er das Hormon Cortisol, das den Körper beruhigt, nicht auf Kommando und viel langsamer produziert. So kann es nach einer Stressbelastung tagelang dauern, bis der Hormonhaushalt ausbalanciert ist.

Mit Korrekturen seiner Verhaltensweisen kann man Dauerstress und seiner Folge Burn-out vorbeugen. Dazu gehört, dass man Erwartungen an die eigene Arbeit herunterschraubt und ausreichend viele und lange Arbeitspausen einlegt.

Eine Psychotherapie sollten Sie in Betracht ziehen, wenn Sie das Gefühl von ständigem Stress und Überforderung nicht alleine bewältigen können. Eine Therapie hilft dem Patienten, sein Selbstbewusstsein zu stärken, sich gegen äußeren Druck abzugrenzen und seine eigenen Bedürfnisse, Gedanken und Gefühle wahrzunehmen.

In einzelnen Fällen raten Ärzte zu Medikamenten, etwa Serotonin-Wiederaufnahmehemmern, die vor allem gegen Depressionen – meist eine Psychotherapie begleitend – eingesetzt werden, aber auch bei Burn-out wirksam sein können. Schließlich sind beides verwandte Krankheitsbilder.

Heilende Nahrung

Eine ausgewogene Ernährung gehört neben ausreichend Schlaf, Erholung und körperlicher Aktivität zu den Grundvoraussetzungen für die Vermeidung und/oder Heilung von Stress und Burn-out.

Kaliumhaltige Nahrung hilft gut gegen Stressfolgen, da Kalium den Herzschlag und den Puls reguliert. Besonders viel Kalium ist in Rotkohl, Brokkoli und Nüssen, aber auch in Avocados, Bananen und Beeren enthalten.

Vollkornbrot und -nudeln sowie Hülsenfrüchte wirken aufgrund des enthaltenen Magnesiums Symptomen wie Unruhe, Konzentrationsmangel, Müdigkeit und Nervosität entgegen. Magnesiummangel kann die Symptome verstärken, da dieser Mineralstoff für die Stärkung der Nerven wichtig ist. Auch Kürbiskerne, Sonnenblumenkerne, Sesam, Bananen, Papaya und Kiwi sind gute Magnesiumquellen.

Vitamin C ist essenziell für ein gesundes Immunsystem, vor allem wenn die Abwehrkräfte durch psychischen Stress geschwächt sind. Zitrusfrüchte und Paprikaschoten fördern das allgemeine Wohlbefinden und die Gesundheit und gleichen Belastungen durch Stresssituationen aus.

Pflanzliche Mittel wie Entspannungstees können ebenfalls bei der Behandlung helfen. Johanniskrauttee hellt die Stimmung auf, Lavendelblüten- und Baldriantee wirken beruhigend und entspannend.

Heilende Smoothies (Rezepte jeweils für 4 Gläser à ca. 250 ml)

Empfehlenswert sind auch die Ernährungstipps und Smoothies gegen Angstzustände (ab Seite 54), Nervosität (ab Seite 134) und Müdigkeit (ab Seite 127).

Cremiger Citrus-Avocado-Smoothie

Sanft und beruhigend

2 Avocados • 3 Mandarinen • 1 Kaki •
300 ml Orangensaft (möglichst frisch gepresst) • ca. 200 ml Wasser

Den Smoothie nach der Basisanleitung (ab Seite 35) zubereiten.

Beeren-Brokkoli-Smoothie

Reich an beruhigenden Mineralien

150 g Brokkoli • 300 g gemischte Beeren • 1 Banane • 1 EL Sesam • 1 EL Sonnenblumenkerne • ca. 500 ml Wasser

Für einen leistungsschwachen Mixer können Sie die Sonnenblumenkerne zunächst schroten oder 1 Stunde in Wasser einweichen. Den Smoothie nach der Basisanleitung (ab Seite 35) zubereiten.

Grüne Papaya

Wahre Nervennahrung

400 g Papaya • 1 Kiwi • 1 Romana-Salatherz • 1 Prise Stevia • ca. 500 ml kalter Johanniskrauttee

Den Smoothie nach der Basisanleitung (ab Seite 35) zubereiten.

Übergewicht

Das Körpergewicht beurteilt man anhand des Body-Mass-Index. Dieser ist das Verhältnis des Körpergewichts zur Körpergröße, genauer gesagt zur Körpergröße im Quadrat. Die Formel: (Gewicht in Kilogramm) geteilt durch (Größe in Metern)^2.

Wenn der BMI den Wert 25 übersteigt, wird von Übergewicht gesprochen. Allerdings ist dieses Übergewicht noch nicht krankhaft, sondern entspricht lediglich nicht der von der WHO festgelegten Norm für »normales« Gewicht. Ab einem Wert von 30 spricht man von Fettleibigkeit, auch Adipositas genannt.

Allerdings ist zu beachten, dass der BMI nicht als alleiniges Maß genommen werden sollte, da er individuelle Unterschiede nicht berücksichtigt wie zum Beispiel den erhöhten BMI-Wert von Athleten. Außerdem empfinden viele Menschen wegen ihres pervertierten Schönheitsideals schon das Normalgewicht als zu hoch. Genau diese Unzufriedenheit mit dem eigenen Körper aus psychosozialen Ursachen ist in solchen Fällen das Problem, nicht das Körpergewicht.

Symptome, Ursachen und Behandlung

Übergewicht ist nicht unbedingt krankhaft und geht nicht immer mit Krankheitssymptomen einher. Trotz Übergewicht können das Körpergefühl positiv und die

Leistungsfähigkeit sowie Beweglichkeit unbeeinträchtigt sein. Studienergebnisse betonen zunehmend die Bedeutung der Fitness, die mehr über den Gesundheitszustand aussagt als das Körpergewicht allein.

Anders ist dies in der Regel bei (extremer) Fettleibigkeit. Diese kann den Körper stark beeinträchtigen. Sie belastet vor allem die Gelenke, was zu vorzeitigem Verschleiß und chronischen Schmerzen besonders in der Wirbelsäule und in den Knien führen kann. Die Mobilität übergewichtiger Personen kann eingeschränkt sein, vor allem wenn sie keinen oder wenig Sport treiben. Das kann zu Behinderungen im Alltag führen und das Allgemeinbefinden stark beeinträchtigen. Außerdem kann das Herz-Kreislauf-System überlastet werden. Gerade bei plötzlichen Bewegungen können Kurzatmigkeit oder Atemnot auftreten.

Falsche Ernährung ist die Hauptursache für Übergewicht. Der übermäßige Konsum von ungesunden Lebensmitteln über einen längeren Zeitraum führt vor allem in Verbindung mit entsprechender Veranlagung zu Übergewicht. Problematisch ist vor allem ein Zuviel an industriell stark verarbeiteten Lebensmitteln, die reich an kurzkettigen Kohlenhydraten und gesättigten Fettsäuren oder gar Transfetten sind, wenn die Kalorienzufuhr den Kalorienverbrauch laufend übersteigt. Da körperliche Aktivität in unserer Gesellschaft nicht mehr zwingend zum Alltag gehört, sind viele Menschen von Bewegungsmangel betroffen, was sich natürlich auf die Verbrauchsseite der Kalorienbilanz ungünstig auswirkt.

Übergewicht kann auch genetisch bedingt sein, da die Tendenz zu Gewichtszunahme oder -abnahme angeboren ist. Außerdem können Stoffwechselkrankheiten wie zum Beispiel Schilddrüsenunterfunktion oder Diabetes Gewichtszunahme bzw.

Ursache Nr. 1 von Übergewicht ist falsche Ernährung

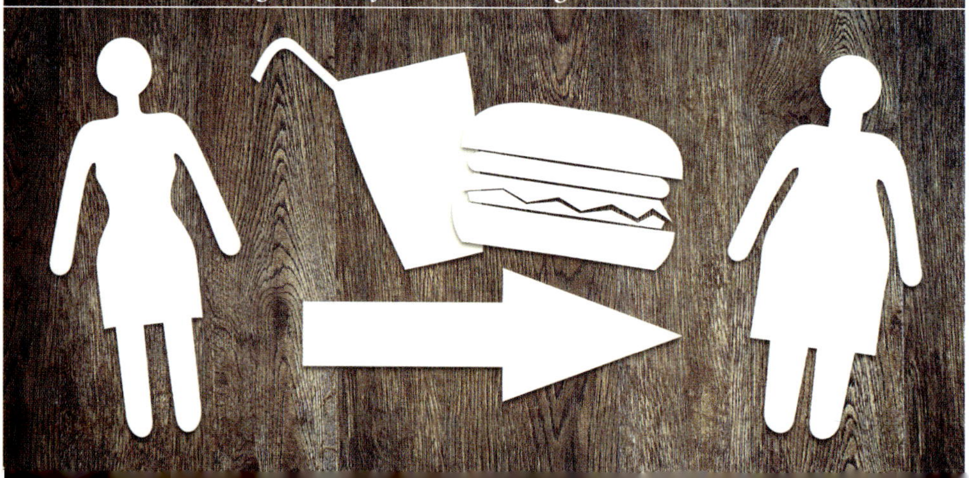

Übergewicht zur Folge haben. Diese Aspekte sollte ein Arzt untersuchen, um die jeweilige Krankheit behandeln zu können.

Übergewicht ist gelegentlich eine Nebenwirkung bestimmter Medikamente (Kortison, Antidepressiva, Verhütungsmittel). Außerdem kann es stressbedingt auftreten und mit einer Essstörung verbunden sein.

Die Behandlung hängt entscheidend vom Ausmaß des Übergewichts ab. Dauerhafte Ernährungsumstellung sowie regelmäßige sportliche Betätigung sind in jedem Fall zielführend fürs Abnehmen und die Gewichtskontrolle. Auf keinen Fall sollte man einen Blitzerfolg anstreben, sondern einen gleichmäßigen, langsamen Gewichtsverlust gefolgt von langfristiger Stabilisierung.

Diätpillen und Extremdiäten begünstigen den Jo-Jo-Effekt und führen zu Abhängigkeiten. Eine gesunde Ernährungsweise bringen uns solche Hilfsmittel und Methoden niemals näher. Medikamentöse Therapien zur Gewichtsabnahme sollten, wenn überhaupt, nur unter ärztlicher Betreuung durchgeführt werden. Ein möglicher operativer Eingriff gegen Fettleibigkeit (Magenverkleinerung) ist im Extremfall eventuell angezeigt, aber auch dann immer nur Bestandteil einer Gesamtstrategie.

Heilende Nahrung

Natürliche Lebensmittel können uns auf verschiedenen Wegen beim Abnehmen unterstützen. Hülsenfrüchte, zum Beispiel Bohnen oder Erbsen, verstärken das Sättigungsgefühl um ein Drittel im Vergleich zu einer Mahlzeit ohne Hülsenfrüchte, sodass wir uns anschließend länger satt fühlen und weniger Kalorien konsumieren.

Wer Kokosöl zum Kochen verwendet, lebt nicht nur gesünder, sondern regt auch seinen Stoffwechsel an. Das in Kokosöl enthaltene Fett nutzt der Körper direkt zur Energiegewinnung und speichert es nicht wie andere Fette in den Fettzellen.

Doch dauerhafte Gewichtsabnahme erfordert eine ganzheitliche Ernährungsumstellung. Dafür sollten Sie altbekannte Lebensmittel wie weißes Mehl, Reis und Nudeln durch gesündere Alternativen ersetzen. Vollkornprodukte fördern das Sättigungsgefühl, da der Magen-Darm-Trakt länger für deren Verdauung braucht. Zudem enthalten sie reichlich Ballaststoffe und sind somit gesünder als Produkte aus Weißmehl. Darüber hinaus sollten Obst, Gemüse und Hülsenfrüchte mindestens ein Drittel der Nahrung ausmachen und mehrmals täglich konsumiert werden.

Der Verzicht auf Fertigprodukte sowie Fast Food macht Platz für gesunde Mahlzeiten, Snacks und Smoothies aus frischem Obst und Gemüse. Clean Eating oder

Vollwerternährung bietet sich als Ernährungskonzept an. Damit können Sie langfristig und auf natürliche Weise abnehmen und Ihr reduziertes Körpergewicht halten. Auf dem Speiseplan stehen dann vor allem natürliche Lebensmittel, die von künstlichen Zusatzstoffen, Auszugsmehlen und raffiniertem Zucker frei sind. Ihre Mahlzeiten bereiten Sie im Idealfall immer frisch zu. Mehr dazu erfahren Sie ab Seite 11.

Ihre Mahlzeiten sollten Sie regelmäßig einnehmen und dabei jeweils Ihr Hungergefühl berücksichtigen. Dazu müssen Sie vielleicht zuerst einmal Ihren optimalen Essrhythmus finden und Ihr natürliches Hungergefühl neu kennenlernen.

Im Allgemeinen sind fünf Mahlzeiten pro Tag sinnvoll: Frühstück, Snack 1, Mittagessen, Snack 2, Abendessen. Sie sollten immer möglichst langsam und mit Bedacht essen. Die Verdauung beginnt im Mund; das Kauen darf als Bestandteil der körperlichen Verarbeitung von Nahrung nicht unterschätzt werden. Vermeiden Sie deshalb am besten jegliche Ablenkung vom Essen selbst (Smartphone, Lektüre, TV, Laptop …) und nehmen Sie sich mindestens 20 Minuten Zeit für Ihre Mahlzeit. Ein erstes Sättigungsgefühl setzt nämlich immer erst nach dieser Zeit ein, und bis zur maximalen Sättigung dauert es sogar gut doppelt so lange.

Auch eine Übersäuerung des Körpers kann sich in hartnäckigen Fettpölsterchen äußern, denn dort werden überschüssige Säuren verwahrt, damit sie sensible biochemische Vorgänge im Körper nicht stören. Basisch wirkende Lebensmittel, vor allem grünes Blattgemüse sowie anderes Gemüse und auch Obst, können den Säure-Basen-Haushalt ins Gleichgewicht bringen und das Speichern von Säuren verhindern.

Reichliches Trinken gehört unbedingt zu einer gesunden Ernährung. Vorrangig sollten Sie Wasser trinken. Auch Kräutertees und Gemüsesäfte sind gesund, während Obstsäfte immer zu viel Zucker enthalten.

Vitamin C und Magnesium kurbeln die Fettverbrennung an. Grünes Blattgemüse, Bananen, Papaya und Kiwi sind deshalb für Smoothies besonders empfehlenswert.

Viele Obst- und Gemüsesorten sind wahre Schlankmacher. Ein Beispiel: Im Strunk von Ananas befindet sich das Enzym Bromelain. Es erleichtert die Eiweißverdauung, weshalb sich Ananas vor allem bei eiweißreichen Mahlzeiten empfiehlt. Papaya besitzt ebenfalls besondere Enzymkraft: Ihr Papain, Chymopapain, Lysozym und Lipase unterstützen uns als Fett- und Eiweißspalter bei der Gewichtsreduktion. Sellerie liefert viel entschlackendes Kalium. Außerdem fördert er die Verdauung, regt Stoffwechsel und Fettverbrennung an. Chili bringt den Kreislauf in Schwung, erhöht die Energiegewinnung und damit den Grundumsatz. Eine ähnliche Wirkung hat Ingwer.

Heilende Smoothies (Rezepte jeweils für 4 Gläser à ca. 250 ml)

Empfehlenswert ist auch die Detoxkur (siehe ab Seite 87). Sie erleichtert Ihnen den Einstieg in eine gesündere Lebensweise und erlaubt Ihnen, mit weniger Giftstoffen belastet und um einige Pfunde leichter in den neuen Lifestyle einzusteigen.

Leichter Papaya-Smoothie

Sättigend und mit voller Enzymkraft

400 g Papaya • 2 Birnen • 1 Banane • 1 TL Flohsamen • 1 EL Hanfmehl (alternativ Hanfprotein oder geschälte Hanfsamen) • ca. 400 ml Wasser

Den Smoothie nach der Basisanleitung (ab Seite 35) zubereiten.

Hot Green Pineapple

Ein scharfer Fettverbrenner und Basenbildner

½ Ananas • 1 Apfel • 1 Handvoll Spinat • 1 kleine Handvoll Giersch • 2 EL Kokosöl • 1 kleines Stück Ingwer (ca. 0,5 cm lang) • 1 kleine Chilischote • 1 Prise Stevia • ca. 500 ml Wasser

Die Chilischote je nach Geschmack von den Kernen befreien. Wer wenig Schärfe gewohnt ist, sollte alle Kerne entfernen. Den Smoothie nach der Basisanleitung (ab Seite 35) zubereiten.

Fruchtiger Sellerie-Smoothie

Entwässert und vitalisiert zugleich

1 Granatapfel • 1 Orange • 3 Stangen Staudensellerie • 4 Stängel Petersilie • 1 TL Weizengraspulver • 300 ml Kokoswasser • ca. 200 ml Wasser

Den Granatapfel vierteln und die Kerne herauslösen. Am besten funktioniert dies in einer Schüssel Wasser; so spritzt es weniger. Den Smoothie nach der Basisanleitung (ab Seite 35) zubereiten. Lassen Sie den Mixer besonders lange laufen, um die Granatapfelkerne fein zu pürieren.

Grüner Kiwi-Smoothie

Reich an Vitamin C und Chlorophyll

3 Kiwis • 1 Handvoll Grünkohl • 1 kleine Handvoll Brennnesseln und Klee • 1 kleines Stück Ingwer (ca. 0,5 cm lang) • ca. 500 ml Wasser

Den Smoothie nach der Basisanleitung (ab Seite 35) zubereiten.

Venenerkrankungen und Hämorrhoiden

Jeder zweite bis dritte Erwachsene ist von einer Venenerkrankung betroffen. Mit dem Alter nehmen deren Schwere und Häufigkeit zu. Frühzeitig sind Venenleiden gut behandelbar. Problematisch wird es erst, wenn die Erkrankung fortschreitet. Dann kann eine Thrombose oder in seltenen Fällen gar eine Lungenembolie entstehen.

Symptome, Ursachen und Behandlung

Venenerkrankungen sind in ihren Anfangsstadien für die Betroffenen meist nicht leicht erkennbar. Die Beine fühlen sich schwer, müde und geschwollen an, sie schmerzen, jucken oder krampfen. In fortgeschrittenen Stadien treten die Venen hervor und werden deutlich sichtbar. Es bilden sich Krampfadern und Wasseransammlungen.

Venenschwächen treten meist in höherem Alter auf, können aber auch altersunabhängige Ursachen haben. Die Erbanlagen spielen dabei eine große Rolle: Die Wahrscheinlichkeit, eine Venenschwäche zu erben, liegt bei etwa 90 Prozent, wenn beide Eltern betroffen sind oder waren. Auch Bewegungsmangel sowie ständiges Sitzen oder Stehen sind Risikofaktoren. Übergewicht ist eine weitere Ursache für Venenleiden.

Im fortgeschrittenen Stadium einer Venenerkrankung ist ärztliche Behandlung notwendig. Im Anfangsstadium lindern Kompressionsstrümpfe, regelmäßige sportliche Aktivität (dreimal pro Woche) und das Hochlegen der Beine die Beschwerden. Auch Fußgymnastik am Arbeitsplatz, regelmäßige Bewegungspausen vom Sitzen sowie, falls notwendig, eine Gewichtsabnahme bringen eine Verbesserung.

Hämorrhoiden entstehen durch gestautes Blut in den Schwellpolstern am After. Anfangs wird die Erkrankung oft nicht bemerkt. Ein erstes Symptom ist Blut im Stuhl, später können Brennen und Juckreiz im Analbereich hinzukommen. Bei fortgeschrittener Erkrankung sind die Hämorrhoiden sichtbar, tastbar und schmerzempfindlich. Bei chronischer Erkrankung kommt es zu Entzündungen und Stuhlinkontinenz.

Neben einer ärztlichen Behandlung wird eine Umstellung der Lebensweise empfohlen. Für die Behandlung von Hämorrhoiden und die Förderung eines gesunden Stuhlgangs sowie eines gesunden Darms ist eine Ernährungsumstellung notwendig.

Bei Hämorrhoiden sollten Sie eine ordentliche Hygiene einhalten, wozu das Waschen mit lauwarmem Wasser nach dem Stuhlgang gehört. Schwimmen, Wandern und Gymnastik sind als Sportarten ideal für Betroffene und belasten den Beckenboden nicht zu sehr.

Heilende Nahrung

Durchblutungsstörungen wie Venenerkrankungen treten häufig bei Menschen mit erhöhtem Insulinspiegel auf. Diesen Aspekt muss ein Arzt untersuchen, denn eine solche Störung im Blutzuckerstoffwechsel begünstigt Entzündungen im Körper und damit auch Venenerkrankungen. Basische Ernährung wirkt Entzündungen entgegen. Vor allem sollten Sie verstärkt grünes Blattgemüse verzehren, zum Beispiel in Form von grünen Smoothies. Auch der vermehrte Genuss von Omega-3-reichen Lebensmitteln wie Kokosöl, Hanf- und Leinsamen sowie Hasel- und Walnüssen ist sinnvoll.

Neben ausreichender Wasserzufuhr ist bei Hämorrhoiden und anderen Venenerkrankungen der Verzehr von ballaststoffreichen Lebensmitteln wie Rohkost in Form von Salaten, frischem Obst und Smoothies hilfreich. Diese Ernährungsweise kuriert erstens eine mögliche Verstopfung und gleicht zweitens Nährstoffmängel aus, was das Bindegewebe stärkt.

Für den Bindegewebeaufbau benötigt der Körper Vitamin C und Bioflavonoide, die in Zitrusfrüchten, Brokkoli, Paprika, Beeren und Lauchgewächsen enthalten sind. Zinkhaltige Lebensmittel stärken die Venenwände und reparieren Hautschäden. Dazu gehören Hülsenfrüchte und Vollkornprodukte, aber auch Kürbiskerne, Mandeln und Sonnenblumenkerne. Zitronensäure und Protein verbessern die Absorption von Zink, während Tannine und Koffein aus Tee und Kaffee dessen Aufnahme verringern.

Heilende Smoothies (Rezepte jeweils für 4 Gläser à ca. 250 ml)

Cocoberry

Ein schmackhafter Vitaldrink bei Venenerkrankungen

400 g Erdbeeren • 100 g Litschis • ½ rote Paprika • 1 EL Kokosöl • 2 TL Honig • 300 ml Kokosdrink • ca. 200 ml Wasser

Den Smoothie nach der Basisanleitung (ab Seite 35) zubereiten.

Papaya-Smoothie mit Kürbiskernen

Stark entzündungshemmend, reich an Zink und Ballaststoffen

300 g Papaya • 1 Orange • 1 Karotte • ½ Zitrone • 50 g Kürbiskerne • 200 ml Orangensaft (möglichst frisch gepresst) • ca. 200 ml Wasser

Zitrone auspressen. Für einen leistungsschwachen Mixer die Karotte zunächst fein reiben. Den Smoothie nach der Basisanleitung (ab Seite 35) zubereiten.

Green Release

Ballaststoffreicher Basenbildner

4 Kakis • 1 Banane • 1 Handvoll Feldsalat • 1 kleine Handvoll Brennnesseln • 1 EL Leinsamen • 200 ml Mandeldrink • ca. 300 ml Wasser

Für einen leistungsschwachen Mixer können Sie die Leinsamen zunächst schroten oder 1 Stunde in Wasser einweichen. Den Smoothie nach der Basisanleitung (ab Seite 35) zubereiten.

Beeren-Nuss-Smoothie

Äußerst vitalstoffreich – ideal bei Venenschwäche

400 g gemischte Beeren • 80 g Walnusskerne • 2 EL Sonnenblumenkerne • 300 ml Kokoswasser • ca. 200 ml Wasser

Für einen leistungsschwachen Mixer können Sie die Sonnenblumenkerne zunächst schroten oder 1 Stunde in Wasser einweichen. Den Smoothie nach der Basisanleitung (ab Seite 35) zubereiten.

Sanfter Birnen-Dinkel-Smoothie

Ein reichhaltiger Genuss, der die Verdauung anregt

3 Birnen • 100 g Dinkelflocken • 1 Handvoll Spinat • 2 EL Sonnenblumenkerne • 1 EL Hanfmehl (alternativ geschälte Hanfsamen oder Hanfprotein) • 1 Prise Stevia • 200 g Joghurt oder veganer Joghurtersatz • ca. 200 ml Milch oder veganer Milchersatz

Für einen leistungsschwachen Mixer können Sie die Sonnenblumenkerne zunächst schroten oder 1 Stunde in Wasser einweichen. Den Smoothie nach der Basisanleitung (ab Seite 35) zubereiten.

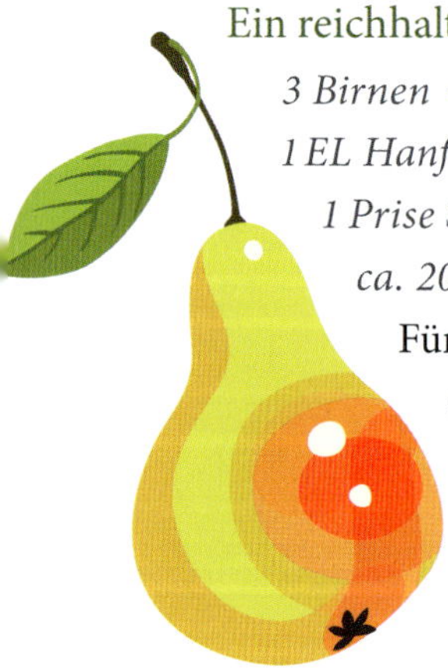

Verstopfung

An Verstopfung leidet, wer seinen Darm seltener als dreimal pro Woche entleeren kann oder jeweils nur geringe Mengen Stuhl in einem Abstand von zwei bis drei Tagen ausscheidet. Verstopfung kann akut auftreten oder ein chronisches Problem sein. Blähungen sind eine häufige Begleiterscheinung.

Symptome, Ursachen und Behandlung

Von Verstopfung Betroffene klagen über dauerhaft harten Stuhl und daher schmerzhafte Entleerung. Hinzu können ein ständiges Völlegefühl, Bauchschmerzen und Blähungen kommen.

Der Grund für eine Verstopfung kann eine Funktionsstörung des Darms sein. Wenn die Bewegung des Dickdarms (Peristaltik) verlangsamt ist und die Verdauung doppelt so lange dauert wie gewöhnlich, staut sich der Darminhalt im Dickdarm. Die längere Dauer hat auch einen stärkeren Flüssigkeitsentzug zur Folge, der den Stuhl austrocknet und hart macht. Es kann aber auch eine Entleerungsstörung vorliegen, die den Enddarm blockiert.

Das Reizdarmsyndrom (siehe ab Seite 136) und weitere Krankheiten können Verstopfung und Blähungen zugrunde liegen. Im Zweifel sollten Sie sich vom Arzt untersuchen lassen.

Bestimme Medikamente, unter anderem manche Schmerzmittel, Antibiotika, Antidepressiva, Eisenkapseln und -tabletten, Neuroleptika usw. haben häufig Verdauungsbeschwerden als Nebenwirkung.

Lebensmittelunverträglichkeiten, vor allem Laktose-, Fruktose- und Glutenintoleranz, können ebenfalls Grund von Verdauungsproblemen wie Blähungen und Verstopfung sein und sollten daher als Ursache in Betracht gezogen und abgeklärt werden.

Gegen eine akute Verstopfung hilft am besten ein Einlauf, da er sofort wirkt. Der Darm kann danach so gut wie immer problemlos entleert werden. Außerdem reinigt das Wasser die Darmwände von Bakterien und Giften. Für Einläufe verwenden Sie warmes Leitungswasser. Wenn Sie es wünschen, können Sie Zusätze wie Kamillentee oder Kochsalz hinzufügen. Es werden ein halber bis zwei Liter Flüssigkeit in den Darm eingeführt. Bei einer Entleerungsstörung des Darms ist diese Methode zu empfehlen, jedoch nur im akuten Fall und nicht als langfristige Maßnahme, denn die Ursachen der Verstopfung beseitigt sie natürlich nicht.

Täglich sollten Sie mindestens zweieinhalb Liter Wasser trinken, um Ihren Darm mit genug Flüssigkeit zu versorgen und Verstopfungen zu vermeiden.

Bestimmte Kohlenhydrate, wie sie Bohnen oder Kohl enthalten, sollten Sie bei Blähungen unbedingt meiden. Auch Fast Food sorgt für eine vermehrte Bildung von Gasen im Darm und ist daher kontraproduktiv.

Heilende Nahrung

Naturtrüber Pflaumensaft, getrocknete Feigen, Weintrauben und Wassermelonen sind wirksame Hausmittel gegen Verstopfung und sollten laufend verzehrt werden.

Bei Blähungen sollten Sie kurzfristig die Aufnahme von unlöslichen Ballaststoffen reduzieren, die vor allem in Obst, Gemüse und Vollkornprodukten enthalten sind. Bei Verstopfung können sie andererseits hilfreich sein und heilend wirken. Langfristig ist jedenfalls eine ausreichende Ballaststoffaufnahme von mindestens 30 Gramm pro Tag anzustreben. Obst und Gemüse enthalten durchschnittlich 2 bis 3 Gramm Ballaststoffe pro 100 Gramm. Mit genügend Ballaststoffen optimieren Sie Ihre Darmgesundheit und beugen künftigen Magen-Darm-Beschwerden vor.

Zu viel Gemüserohkost sollten Sie sich bei Blähungen nicht zuführen. Weichen Sie besser auf gedünstetes Gemüse aus. Ingwer als Zutat in den Mahlzeiten schmeckt nicht nur gut, er hilft auch wunderbar gegen Blähungen. Ein Tee aus Pfefferminze, Anis, Kümmel und Fenchel ist ebenfalls wegen seiner verdauungsfördernden und entkrampfenden Eigenschaften zu empfehlen.

Bei Darmbeschwerden wie Verstopfung helfen außerdem schleimhautschützende Lebensmittel. Sie bedecken die Schleimhaut im Darm mit einem Schutzfilm und lindern so Reizungen im Magen-Darm-Trakt. Diese beruhigende Wirkung besitzen unter anderem Chia-, Hanf- und Leinsamen sowie Aloe-vera-Gel.

Heilende Smoothies (Rezepte jeweils für 4 Gläser à ca. 250 ml)

Beachten Sie auch die Ernährungstipps und Rezepte gegen Reizdarm (ab Seite 137).

Weintrauben-Fenchel-Smoothie

Reich an Ballaststoffen und beruhigend für den Darm

400 g dunkle Weintrauben • ½ Fenchelknolle •
3 EL Aloe-vera-Gel • 1 Prise Stevia • ca. 500 ml Wasser

Den Smoothie nach der Basisanleitung (ab Seite 35) zubereiten.

Happy Tummy Smoothie

Ein Genuss für Mund und Magen

5 getrocknete Feigen • 3 EL Chia-Samen • 2 Bananen •
300 ml Haferdrink • ca. 200 ml Wasser

Für einen leistungsschwachen Mixer die Chia-Samen vor der Zubereitung etwa 30 Minuten im Haferdrink einweichen. Die Feigen ebenfalls einweichen. Den Smoothie nach der Basisanleitung (ab Seite 35) zubereiten.

Sanfter Pflaumen-Smoothie

Reich an Ballaststoffen

400 g Pflaumen • 1 Banane •
2 EL Hanfmehl (alternativ Hanfprotein oder geschälte Hanfsamen) •
2 TL Flohsamen • 300 ml Haferdrink • ca. 200 ml Wasser

Den Smoothie nach der Basisanleitung (ab Seite 35) zubereiten.

Wechseljahresbeschwerden und Osteoporose

Unter den Wechseljahren versteht man die Phase kurz vor, während und nach der Menopause, in der Frauen die unterschiedlichsten Symptome entwickeln können. Sie sind zwar harmlos, aber unangenehm und lästig, weil sie über einen längeren Zeitraum auftreten. In Zusammenhang mit der hormonellen Umstellung steht die Osteoporose, der Knochenschwund, der Frauen in fortgeschrittenem Alter weitaus häufiger als Männer betrifft und der vor allem nach der Menopause auftritt.

Symptome, Ursachen und Behandlung

Zu den häufigsten Wechseljahresbeschwerden gehören Hitzewallungen und Schweißausbrüche. Die Beschwerden sind jedoch individuell sehr unterschiedlich ausgeprägt. Schlafstörungen, Nervosität, Reizbarkeit und depressive Verstimmungen treten bei vielen Frauen auf; hinzu kommen Trockenheit der Scheide und Veränderungen in Bezug auf die sexuelle Lust (Libido).

Auch Osteoporose gehört zu den Beschwerden, die während der Wechseljahre eintreten können. Sie ist zunächst oft symptomlos und wird erst später wegen Schmerzen (vor allem im Rücken) und auffallender Neigung zu Knochenbrüchen bemerkt.

Die Abnahme des Hormons Progesteron verursacht körperliche Veränderungen während der Wechseljahre. Die Schwankungen des Östrogenspiegels haben auch auf das Nervensystem Einfluss. Hormonelle Umstellungen sind für die meisten typischen Wechseljahresbeschwerden verantwortlich, die Beschwerden können aber auch aus allgemeinen Lebensveränderungen und dem Auftreten anderer körperlicher und psychischer Krankheiten resultieren. Daher sollten Sie die Ursachen von Beschwerden immer von einem Arzt abklären lassen.

Pflanzliche Mittel wie Mönchspfeffer und Traubensilberkerze eignen sich gut für die Behandlung von Wechseljahresbeschwerden. Bei Hitzewallungen hat sich Akupunktur oft bezahlt gemacht. Hormonersatztherapien haben meist unerwünschte Nebenwirkungen, die vorher gründlich gegen die Vorteile abgewogen werden müssen.

Für die Behandlung von Osteoporose sind neben der Therapie mit Medikamenten eine gesunde Ernährung mit ausreichender Kalzium- und Vitamin-D-Zufuhr sowie sportliche Aktivität nützlich. Bewegung baut die Muskulatur auf und stärkt die Knochen. Regelmäßiges Training dient auch als Schmerztherapie.

Heilende Nahrung

Mit zunehmendem Alter müssen wir mehr Nährstoffe konsumieren, um unseren Bedarf zu decken. Der Grund dafür ist der Umstand, dass die Effizienz des Körpers in Sachen Aufnahme und Verarbeitung von Stoffen stetig abnimmt. Die Ernährung sollte daher besonders nährstoffreich sein.

Zugleich sollten Sie die Aufnahme leerer Kalorien aus vitalstoffarmen Lebensmitteln minimieren oder unterbinden, weil sich im Alter auch der allgemeine Energiebedarf des Körpers, der Grundumsatz, reduziert.

Gegen Osteoporose beugt Kalzium vor, das in Verbindung mit Vitamin D den Knochenabbau verlangsamt. Kalzium ist in Milchprodukten, aber auch in Sesam, Mandeln, Haselnüssen und Grünkohl enthalten. Ohne Vitamin D kann der Körper das Kalzium nicht in die Knochensubstanz einbauen. Es bildet sich in unserer Haut nur bei direkter Sonneneinstrahlung (UVB-Licht). Mindestens 15 Minuten Sonne sollten Sie sich pro Tag gönnen; im Winter mehr, weil dann üblicherweise kaum mehr als das Gesicht bestrahlt wird.

Magnesium spielt eine wichtige Rolle im Knochenstoffwechsel. Gute Smoothie-Zutaten mit viel Magnesium sind Mandeln, Hasel-, Walnuss-, Kürbis- und Sonnenblumenkerne sowie Kakao, Sesam, Himbeeren, Bananen, Papaya und Kiwi.

Vitamin E kann die Intensität und Häufigkeit von Hitzewallungen reduzieren. Gute Quellen sind Sonnenblumenkerne, Mandeln, Weizenkeime, Leinsamen und Avocado.

Heilende Smoothies (Rezepte jeweils für 4 Gläser à ca. 250 ml)

Kiwi-Spinat-Smoothie

Liefert reichlich Magnesium und Vitamin E

3 Kiwis • 1 Apfel • 2 Handvoll Spinat • ½ Avocado • 2 EL Sonnenblumenkerne • 300 ml Kokoswasser • ca. 200 ml Wasser

Für einen leistungsschwachen Mixer die Sonnenblumenkerne zunächst schroten oder 1 Stunde in Wasser einweichen. Den Smoothie nach der Basisanleitung (ab Seite 35) zubereiten.

Chia-Schoko-Smoothie

Ein reichhaltiger Frühstücks-Smoothie, der zugleich voller knochenstärkender Vitalstoffe steckt

3 EL Chia-Samen • 2 Bananen • 50 g Haferflocken • 1 EL ungesüßter Kakao • 40 g Mandeln • 200 ml Mandeldrink • ca. 300 g Joghurt oder veganer Joghurtersatz

Für einen leistungsschwachen Mixer die Chia-Samen vor der Zubereitung etwa 30 Minuten im Mandeldrink einweichen. Den Smoothie nach der Basisanleitung (ab Seite 35) zubereiten.

Grüner Beeren-Smoothie mit Sesam

Basenbildner-Trunk, der Osteoporose auf schmackhafte Art vorbeugt

300 g Himbeeren • 1 Banane • 1 Handvoll Grünkohl • 1 kleine Handvoll Giersch • 2 EL Sesam • 200 ml Kokoswasser • ca. 300 ml Wasser

Den Smoothie nach der Basisanleitung (ab Seite 35) zubereiten.

New Season

Sanft und vitalstoffreich – ein wunderbarer Begleiter während der Menopause

300 g Papaya • ½ Avocado • Saft von ½ Limette • 1 Vanilleschote • 1 Prise Stevia • 300 g Joghurt oder veganer Joghurtersatz • ca. 200 ml Wasser

Den Smoothie nach der Basisanleitung (ab Seite 35) zubereiten.

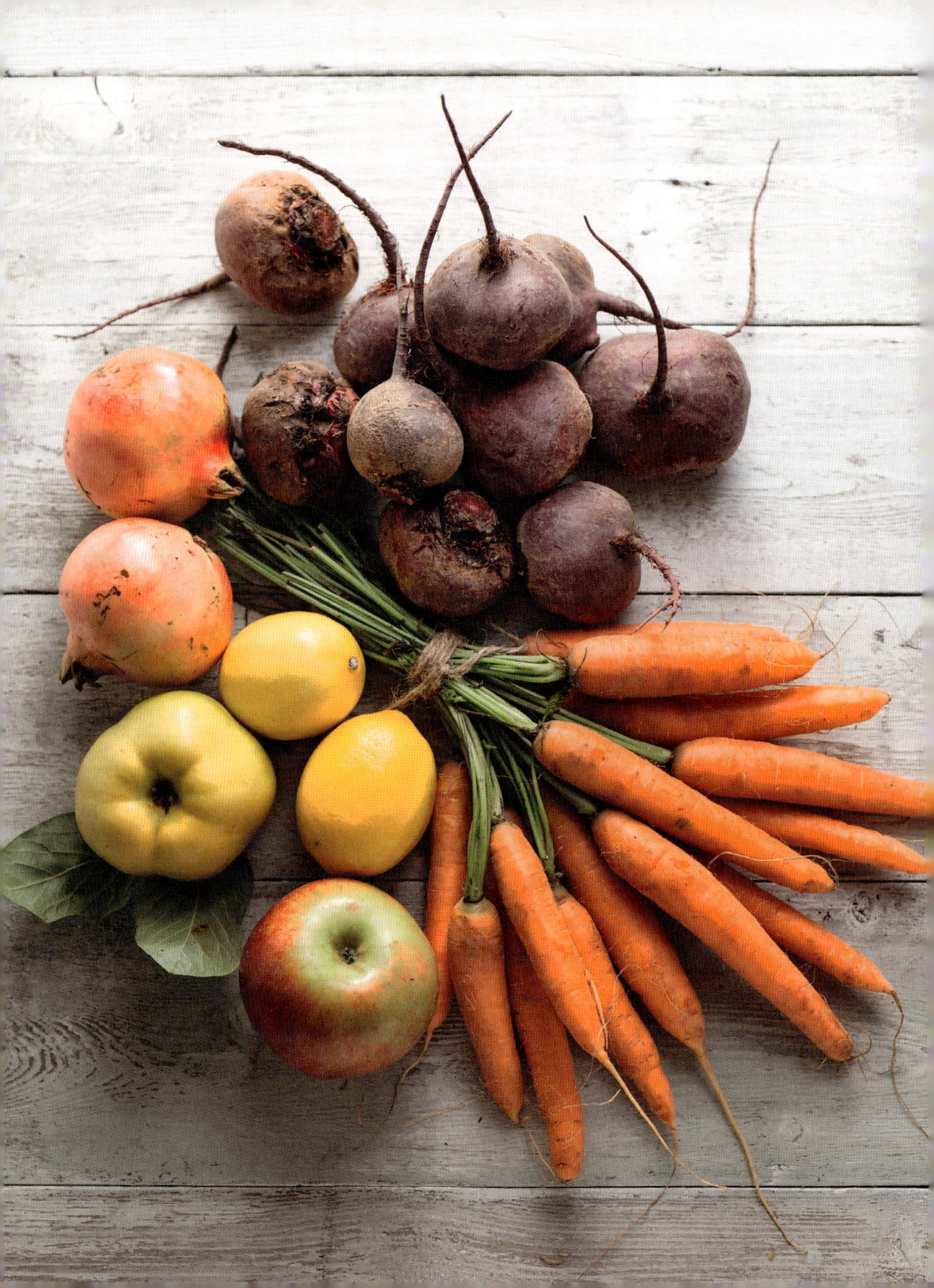

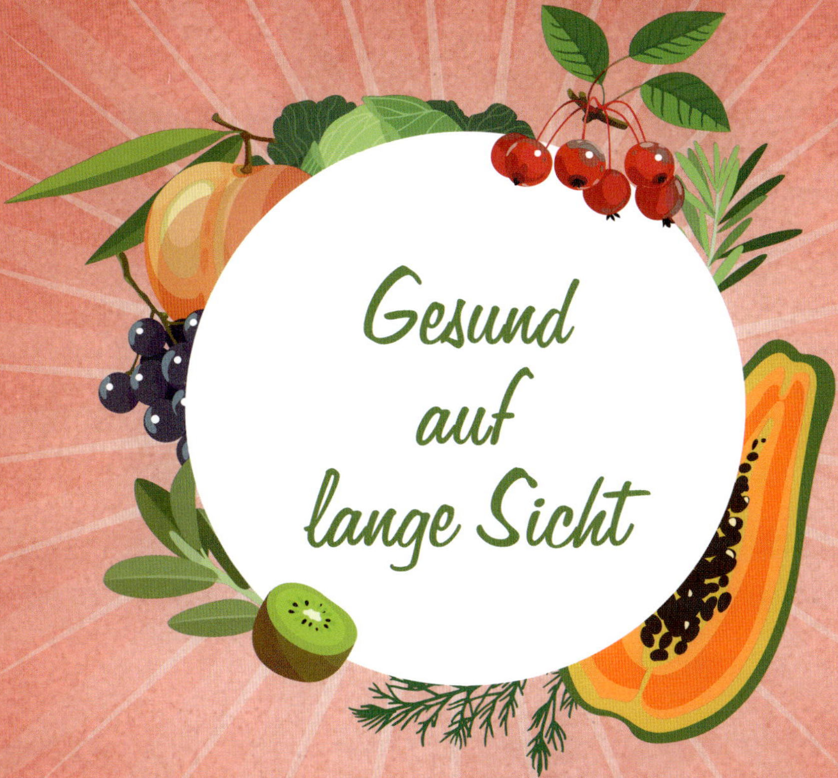

Gesund auf lange Sicht

Gesunde Ernährung ist eine Voraussetzung für die Heilung und Linderung von Krankheiten und Beschwerden und fördert die Genesung. Ebenso wichtig wie im Krankheitsfall ist es, die Wirkungen natürlicher Pflanzenkost auch bei guter Gesundheit, also vorbeugend, zu nutzen. Schon Hippokrates sagte: Lass Nahrung deine Medizin sein und Medizin deine Nahrung!

Prävention statt Medikation

Unsere Ernährung hat die Macht, Krankheiten zu provozieren oder zu begünstigen oder aber sie zu verhindern. »Prävention« kommt vom Lateinischen *praevenire,* das »zuvorkommen« bedeutet. Genau dies tun wir mit einer dauerhaft vitalstoff- und enzymreichen Ernährung. Damit können Sie viele Beschwerden abwenden, längst bevor sie sich bemerkbar machen.

Das beste Beispiel ist Diabetes Typ 2. Mittlerweile gibt es in Deutschland über 6 Millionen Diabetiker. Hinzu kommen noch etwa 1,6 Millionen unentdeckte Fälle dieses Typs, der 90 Prozent aller Diabetesfälle ausmacht. Früher wurde dieser Typ Diabetes auch als »Alterszucker« bezeichnet, doch immer mehr junge Menschen erkranken heute ebenfalls daran. Die Hauptursache für diesen Trend ist Übergewicht, das auf zu wenig Bewegung und zu viel kalorienreiche, aber meist vitalstoffarme Ernährung zurückzuführen ist.

Auch Herzkrankheiten können die Menschen in vielen Fällen selbst vermeiden; sie sind hierzulande jedoch die häufigste Todesursache. Fehlende *patient compliance* wird dieses Problem in der Medizin genannt: Unfähigkeit und vor allem mangelnde Bereitschaft, für seine Gesundheit Verantwortung zu übernehmen und seine Lebensweise auf die Notwendigkeiten einzustellen.

Ernährung als Vorsorge

Eine der wirkungsvollsten Präventionsmaßnahmen ist und bleibt gesunde Ernährung. Anstatt in der Zukunft teure Medizin aus der Apotheke kaufen zu müssen, können Sie heute in hochwertige Lebensmittel investieren und Ihren Körper tagtäglich mit all dem versorgen, was er benötigt. Indem Sie möglichst viel Naturbelassenes essen und trinken, Rohkost auf den Tisch bringen und industriell produzierte Fertignahrung verbannen, reduzieren Sie das Risiko für eine Vielzahl von Krankheiten. Auf lange Sicht ist das nicht nur preisgünstiger, sondern steigert auch enorm Ihre Lebensqualität.

Langzeitstudien belegen zum Beispiel die umgekehrt proportionale Beziehung zwischen Obst- und Gemüsekonsum und dem Auftreten von Herz-Kreislauf-Erkrankungen. Eine US-amerikanische Untersuchung hat fast 10 000 Teilnehmer über zwei Jahrzehnte lang begleitet. Unter Probanden, die mindestens dreimal am Tag Obst und Gemüse aßen, traten 27 Prozent weniger Schlaganfälle auf als bei all jenen, die im Durchschnitt weniger als einmal täglich diese Lebensmittel konsumierten. Selbst unter Berücksichtigung anderer Risikofaktoren wurden unter den Gemüseessern 27 Prozent weniger kardiovaskulär bedingte Todesfälle und eine allgemein 15 Prozent niedrigere Sterblichkeitsrate festgestellt.

Die Zeit nach den Healing Smoothies

Ihre Heilernährung sollten Sie nicht mit dem Verschwinden der Symptome Ihrer Beschwerde einstellen. Nach den Healing Smoothies beginnt der Healthy Lifestyle! Einen wesentlichen Teil Ihres Wohlbefindens und Gesundheitszustands haben Sie nämlich selbst in der Hand:

- Gönnen Sie sich regelmäßig Bewegung, die Ihnen Freude bereitet.
- Gehen Sie möglichst oft hinaus in die Natur und genießen Sie viel frische Luft.
- Reduzieren Sie Stress, wenn immer es möglich ist, denn Stresshormone greifen Ihr Immunsystem an.
- Ernähren Sie sich möglichst natürlich nach den Regeln, die Sie auf den nächsten Seiten erfahren.

Bewegung und gesunde Ernährung sind die Säulen der Gesundheit

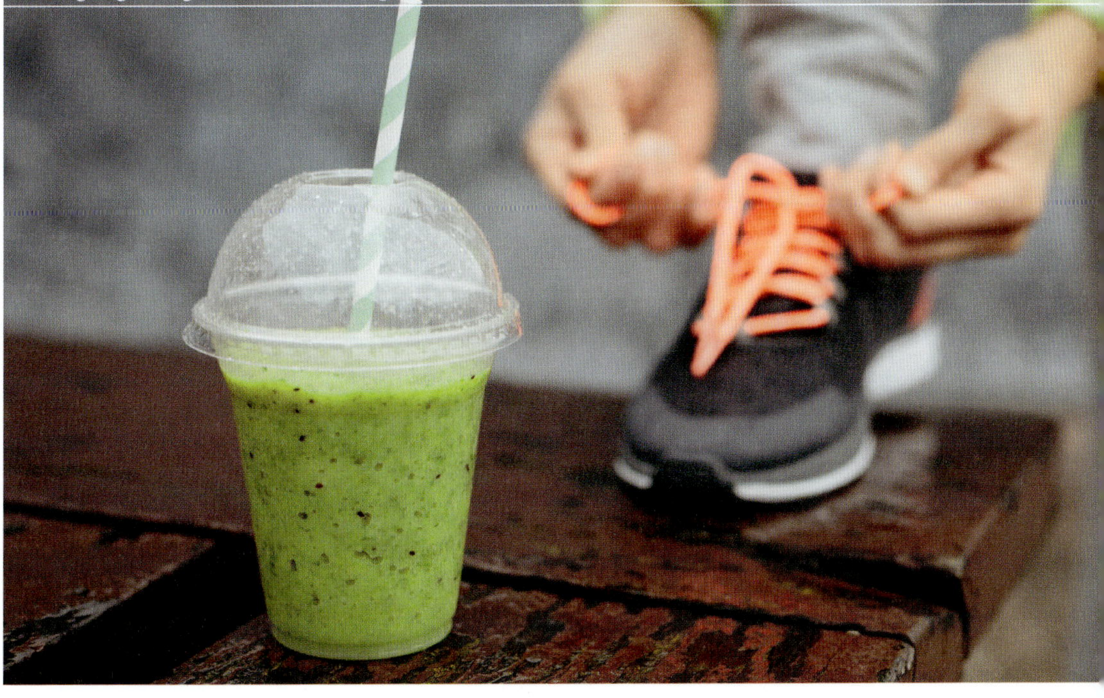

Täglich Vitalkraft: Clean Eating

Den Begriff *Clean Eating* kennen Sie vielleicht noch nicht, aber was er bedeutet, wird Ihnen sicherlich vertraut vorkommen. Clean Eating ist eine neue Bezeichnung für eine Ernährungsweise, die sich auf das Wesentliche zurückbesinnt. Sie regt uns dazu an, vitalstoffreiche und gesunde Lebensmittel zur Grundlage unserer Ernährung zu machen, um uns so das Maximum an Energie, Vitalität und Gesundheit zu verschaffen. Clean Eating ergänzt das Konzept der Healing Smoothies perfekt und bietet uns einfache und effektive Ernährungsregeln für die Zeit nach der Genesung.

Clean Eating – kurz zusammengefasst

Clean zu essen, sich also rein zu ernähren, verbindet die Vorteile der Vollwertkost mit einer neuen Leichtigkeit und Lebensfreude in der Küche. Gegessen wird, was die Natur zu bieten hat: frisches Obst und Gemüse, Vollkorn- oder Pseudogetreide wie Quinoa und selbst gekochte Speisen, frei von künstlichen Stoffen und Zusätzen. Bye-bye, Tütensoßen, Fabrikfood, Fertigdips & Co.! Nehmen Sie Abstand von ungesunden Lebensmitteln, die Ihrem Wohlbefinden im Weg stehen. Halten Sie sich zugleich von strikten Ernährungstabus fern, die unnötigen Stress verursachen können.

Die drei Hauptvorteile des Clean Eating

Sind Sie noch immer nicht überzeugt und ernähren sich trotz aller Warnungen und Ratschläge vorwiegend konventionell mit Industrie- und Fertigprodukten? Dann lösen Sie sich einmal nur in Ihrer Vorstellung von Ihren bisherigen Essgewohnheiten und geben Sie den wesentlichen Argumenten für Clean Eating eine Chance.

1. Leicht machbar

Ihre Ernährung lässt sich ebenso wie Ihre Küche spielend leicht clean umgestalten. Sie brauchen weder stapelweise Bücher oder langatmige Seminare vorab noch müssen Sie Ihr Leben im Hauruckverfahren verändern. Vielmehr zeichnet sich Clean Eating durch einfache Grundregeln aus, welche die Natürlichkeit dieser Ernährungsweise unterstreichen. Ihre persönliche Gesundheitsreform können Sie selbst bei einer bisher eher ungesunden Ernährungsweise langsam und mit Bedacht gestalten: Steigern Sie einfach allmählich die Menge an naturbelassenen Lebensmitteln, die Sie zubereiten und konsumieren.

2. Individuell anpassungsfähig

Genau wie Sie die Orientierung an einer natürlicheren Ernährungsweise individuell gestalten können, lässt sich auch die konkrete Verwirklichung im Einklang mit Ihren persönlichen Vorlieben und Ihrer Lebensweise machen. Clean Eating schreibt Ihnen nämlich nicht akribisch vor, was Sie essen sollen, sondern bietet Ihnen Leitlinien, *wie* Sie essen sollten. Daher ist das Konzept mit Veganismus genauso vereinbar wie mit einer vegetarischen oder omnivoren Ernährung. Und in allen Fällen profitiert Ihre Gesundheit stark von der cleanen Gestaltung Ihres Speiseplans.

3. Auf Dauer angelegt

Mit Clean Eating gehen Sie auf Abstand von der typischen Diätmentalität. Anstelle schneller Resultate von meist nur kurzer Dauer geht es hier um eine Ernährungsform, die Sie möglichst auf Lebenszeit begleitet. Die einfache und dennoch abwechslungsreiche Gestaltung von Clean Eating kommt Ihnen entgegen und macht Ihnen dies möglich. Im Gegensatz zu Extremdiäten und strikten Ernährungsregeln bringt Clean Eating auch viele gesundheitliche Vorteile mit sich, denn dabei versorgen Sie Ihren Körper mit Vitalstoffen in Hülle und Fülle, sodass die Organe ihre komplex verwobenen Funktionen ideal erfüllen können. Ihr Körper kommt ins Gleichgewicht und bleibt im Gleichgewicht, und Sie entdecken eine ursprüngliche und doch neuartige kulinarische Vielfalt. Auch Ihr Hunger reguliert sich ganz natürlich, sodass Sie nach einer Weile wie selbstverständlich naturbelassene Lebensmittel den schädlichen Industrieprodukten vorziehen, weil Sie auf den Geschmack gekommen sind.

Für wen ist Clean Eating geeignet?

Das Konzept unterscheidet sich stark von kurzlebigen Esstrends: Hier werden keine Lebensmittelgruppen oder Makronährstoffe wie etwa Kohlenhydrate von vornherein verteufelt; so wird eine einseitige Ernährung vermieden. Stattdessen praktizieren wir eine ausgewogene Mischkost, die sich für jede und jeden eignet. Einzig bei einer Ernährung, die bisher primär aus industriell verarbeiteten Lebensmitteln und wenig frischem Obst und Gemüse bestanden hat, ist ein langsamer und sanfter Übergang zu gesünderen Gewohnheiten ratsam. So werden angesammelte Gifte gleichmäßig abgebaut, starke Detoxerscheinungen und -krisen wie Kopfschmerzen, Hautprobleme oder Erkältungen werden vermieden. Das Gleiche gilt aus denselben Gründen auch für eine Umstellung während der Schwangerschaft oder Stillzeit.

Die Regeln des Clean Eating

Do's: So ernähren Sie sich

- Auf den Teller gehören viel frisches Obst und Gemüse, langsam verdauliche (komplexe) Kohlenhydrate, zum Beispiel in Form von vollwertigem Getreide, sowie Proteine aus Hülsenfrüchten, Nüssen, Eiern oder Fleisch.
- Gesunde Fette aus hochwertigen Speiseölen, Samen oder Nüssen runden den Speiseplan ab.
- Viel trinken, mindestens zwei Liter täglich, nach Bedarf mehr. Neben Wasser sind ungesüßter Grün- und Kräutertee sowie ungezuckerte frische Säfte zu empfehlen.
- Regelmäßig essen, um Heißhunger zu vermeiden. Sechs kleine Mahlzeiten sind für den Körper besser zu verarbeiten als zwei bis drei Riesenportionen.
- Möglichst reichhaltig frühstücken, denn so schützen Sie sich vor späterem Heißhunger, starten mit viel Energie und geladenen Akkus in den Tag und bringen Ihren Stoffwechsel in Schwung.
- Bereiten Sie Ihr Essen, wenn immer möglich, selbst zu und nehmen Sie für unterwegs und die Arbeitspausen Snacks und Mahlzeiten mit. So können Sie die Zutaten sorgfältig auswählen und zubereiten und wissen genau, was in Ihrem Essen steckt.

Don'ts: Ungesundes reduzieren oder weglassen

- Nahrungsmittel mit künstlichen Zusatzstoffen, zum Beispiel Geschmacksverstärkern, Süß- und Farbstoffen
- Transfette und gesättigte Fettsäuren in Chips, Frittiertem und Fertiggerichten
- Weißmehl und Haushaltszucker
- Fleischersatzprodukte (lieber Hülsenfrüchte als vegane Proteinquelle)
- Alkohol
- Junkfood
- Softdrinks und gezuckerte Getränke
- Diätgerichte

All diese Lebensmittel müssen Sie nicht rigoros ab sofort aus Ihrer Ernährung verbannen. Wichtig ist, dass Sie Clean Eating mit Freude praktizieren und leben, denn nur dann bleiben Sie auf lange Sicht dabei und vermeiden zugleich den Stress, den Ihnen absolute Essverbote machen. Minimieren Sie die Don'ts einfach allmählich, sodass kein Gefühl von Verzicht aufkommt.

Ein Leben mit Smoothies – ein Leben mit Gesundheit

Unsere Healing Smoothies sind als gezielte Hilfe bei bestimmten Beschwerden konzipiert. Doch auch darüber hinaus sind Smoothies ein wertvoller Bestandteil einer weitestgehend naturbelassenen Ernährung. Die Gründe dafür können Sie ab Seite 11 nachlesen. Vor allem die leichte Verdaulichkeit, die schnelle Zubereitung sowie der hohe Vitalstoffgehalt und der damit verbundene hohe Nährwert sprechen für Smoothies als Drinks für jeden Tag. Smoothies lassen sich auch bestens mit dem ab Seite 168 vorgestellten Konzept des Clean Eating kombinieren und ergänzen eine vollwertige Ernährung somit ideal. Der Nutzen für Sie: Ihre Nahrung heilt Sie konstant, liefert Ihnen Energie und nährt sie rundum – genau so, wie es sein sollte.

Täglich Smoothies genießen

Für den Start in den Tag oder auch als fix zubereitete, nahrhafte Zwischenmahlzeit sind Smoothies ideal. Wenn Sie gehaltvollere Zutaten wie etwa Chia-Samen, Nüsse oder Hanfsamen verwenden, können sie auch gut beim Mittag- oder Abendessen die Hauptrolle spielen. Für hektische Tage bietet sich dieses »natürliche Fast Food« an, denn es liefert viel Energie, sättigt für längere Zeit und kann blitzschnell auf Vorrat zubereitet werden. Ein Beispiel:

Nature's Energizer

Blitzfrühstück oder -snack

1 Apfel • 150 g Himbeeren (frisch oder TK) • 2 EL Chia-Samen • 1 EL Hanfmehl oder geschälte Hanfsamen • 1 EL Sesam • 1 Prise Zimt • 200 ml Wasser

Zubereitungszeit: etwa 5 Minuten

Den Apfel waschen, entkernen und grob zerkleinern. Frische Himbeeren waschen. Die festen Zutaten in den Mixer schichten, das Wasser dazugießen und alles pürieren.

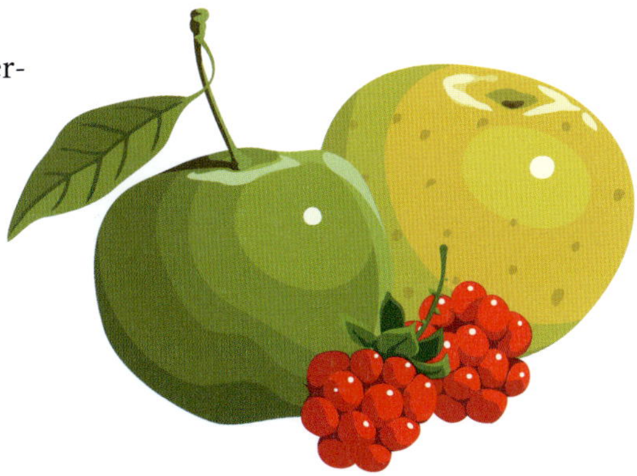

Ihr persönlicher Smoothie-Plan

Lassen Sie sich auch nach einer Heilungsperiode von den Healing Smoothies inspirieren und kreieren Sie durch Experimente am Mixer Ihre persönlichen Lieblings-Smoothies. Als Faustregel gilt: Den Mixer zu gleichen Mengen mit süßen Früchten, Gemüse (immer dabei: grünes Blattgemüse) sowie Wasser oder einer anderen Flüssigkeit füllen (siehe dazu Seite 27 f.). Diese Basiskombination variieren Sie individuell durch die Auswahl der einzelnen Zutaten und indem Sie mehr oder weniger Grün, ein paar Nüsse oder heilsame Superfoods verwenden. Spielen Sie auch mit den Aromen und testen Sie verschiedene Gewürze und Kräuter.

Für den Einstieg in eine »smoothe« Lebensweise bereiten Sie sich am besten eine Woche lang täglich einen Smoothie zu. Das wird Ihrem Körper guttun und Ihnen jeden Tag besser schmecken. Sie werden nach dieser Woche sicherlich eine Gewohnheit daraus machen. Indem Sie die Zutaten nach Lust und Laune, Region und Saison variieren, lassen Sie keine Langeweile oder Monotonie aufkommen. Stattdessen regieren Lebensfreude und Vitalität Ihren neuen gesunden Lifestyle. Vorbeugend, genussvoll, heilsam und lecker – so einfach kann Ernährung im Einklang mit dem eigenen Körper und der Natur sein!

Register der Rezepte

Die Autorinnen

Chantal-Fleur Sandjon ist Ernährungswissenschaftlerin, glaubt an die Kraft von Grünzeug und ist überzeugter Rohkost-Fan. Als Autorin hat sie mehrere Bücher zu den Themen Rohkost, Smoothies und gesunde Ernährung verfasst. Ihre Begeisterung für Roh- und Vitalkost teilt sie in Workshops und Seminaren in ihrer Heimatstadt Berlin. Seit 2014 widmet sie sich mit ebenso viel Enthusiasmus ihrer kleinen Tochter.

Anna Cavelius ist studierte Philosophin und arbeitet seit 20 Jahren als Autorin, Ghostwriterin und Redakteurin für Medizin- und Lifestylethemen. Sie veröffentlichte zahlreiche Ratgeber und Sachbücher, darunter mehrere Bestseller. Sie lebt mit ihren Kindern und Katzen am Ammersee in Oberbayern.

Chantal-Fleur Sandjon und Anna Cavelius

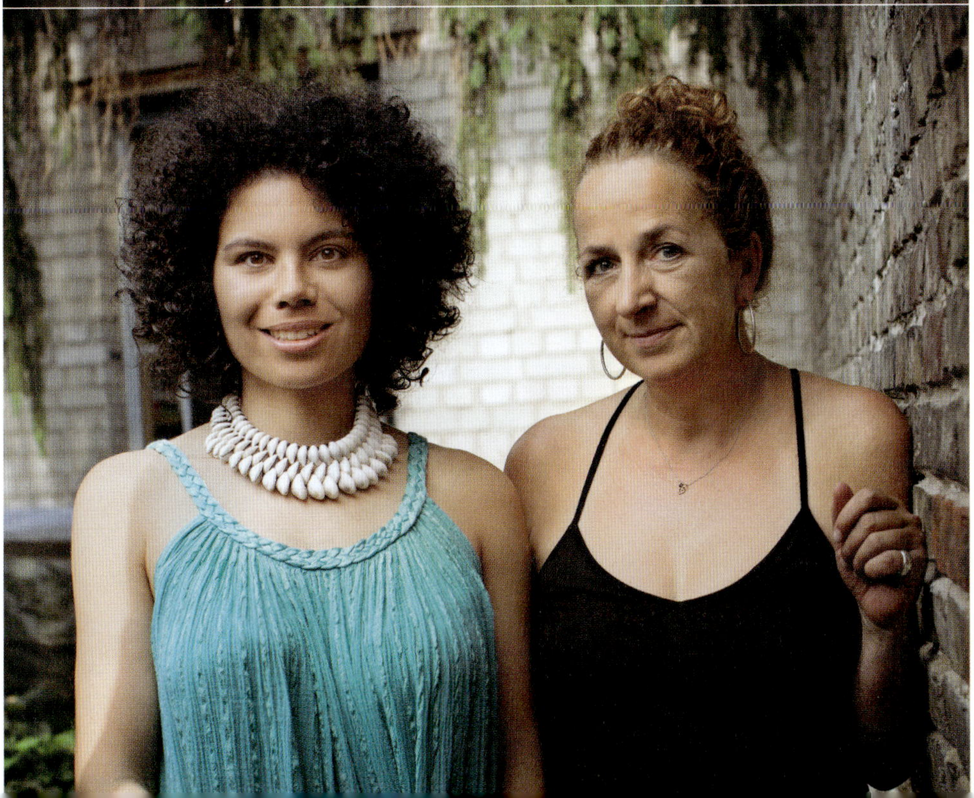

Impressum

ISBN: 978-3-8094-4913-3
1. Auflage
Genehmigte Sonderausgabe

Text by Chantal Fleur Sandjon und Anna Cavelius

Lektorat und Satz: Knipping Werbung GmbH, Berg bei Starnberg
Layout: Claudia Scheike
Korrektorat: Susanne Schneider
Umschlaggestaltung: Atelier Versen, Bad Aibling
Herstellung: Franziska Polenz
Bildredaktion: Bele Engels
Projektleitung: Macielle Christin Montoya Barea
Bildnachweis : Fotolia: Fotolia_ji_images (S. 50), Fotolia_bit24 (S. 121 und S. 137), Fotolia_Oscar Brunet (S. 145); Getty Images: Getty_Images_John Slater (S. 90), Mike Hofstetter Photography/Irisiana/15231: S. 47; iStockphoto: iStockphoto_PeJo29 (S. 13), iStockphoto_a-poselenov (S. 152), iStockphoto_Dirima (S. 167); Panthermedia: Panthermedia_jongjai jongkasemsuk (S.130); Photodisc_77: S.1 42; Shutterstock: Shutterstock_Magdanatka (S. 8), Shutterstock_Brent Hofacker (S. 15), Shutterstock_Alena Haurylik (S. 25), Shutterstock_Sea Wave (S. 84), Shutterstock_Martina Osmy (S. 89), Shutterstock_ Melica (S. 164); Stocksy: Stocksy_Alberto Bogo (S. 20), Stocksy_Ina Peters (S. 44), Stocksy_Hex (S. 116)
Autorenfoto: @ Lena Burmann
Illustrationen: istock (Liliya Shlapak)

Reproduktion: Mohn Media Mohndruck GmbH, Gütersloh
Druck und Bindung: Pixartprinting, Lavis
Printed in Italy

MIX
Papier | Fördert gute Waldnutzung
FSC® C147178
FSC www.fsc.org

Penguin Random House Verlagsgruppe FSC® N001967

45415319117